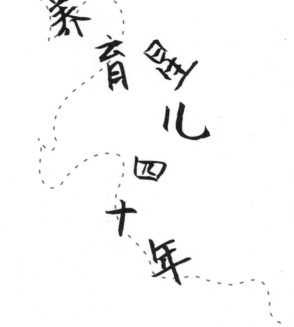

养育儿四十年

一个孤独症家庭的心路历程

[美] 蔡逸周 Luke Y. Tsai, M.D.

蔡张美玲 Merling C. Tsai, M.D.◎著

李慧玫◎译

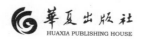

华夏出版社

HUAXIA PUBLISHING HOUSE

谨以此书

送给我们的两个孙子托疵（Toby）及托护（Topher）

愿你们永远存着感恩及仁慈的心

愿你们永远对人亲切及有同情心

作者简介

蔡张美玲 (Merling C. Tsai, M.D.)

毕业于台北医学大学，移居美国前执业于精神科，专注于精神医学研究，并以共同作者身份发表数篇相关的研究论文。自大儿子思谛被诊断有孤独症后，一直致力于当儿子的工作教练。另外，她也在教会的"友谊团契"担任导师。

蔡逸周 (Luke Y. Tsai, M.D.)

毕业于台北医学大学，密歇根大学医学院精神与小儿科荣誉教授及荣誉研究科学家；美国儿童青少年精神医学会终身会员；《孤独症谱系障碍研究》《发展迟缓心理健康研究》等期刊编辑委员；《台湾医学期刊》《台湾精神医学期刊》客座编辑委员；美国精神医学会 DSM–IV 贡献者；美国精神医学会 DSM-5 临床及公共卫生审阅委员会同行审阅委员；美国堪萨斯大学医学中心及密歇根大学医学中心儿童青少年精神部前任主任；密歇根大学医学中心发展迟缓孤独症项目创始人及前任执行负责人；美国孤独症协会专业顾问委员会前任主席及现任委员。

退休以后，在密歇根奥克兰大学教育学院任客座教授，并继续积极地出版有关孤独症的研究论文、书籍及负责撰写一些书的部分章节。论著等身，出版的作品包括 90 篇以上研究论文及 35 本书籍。常被邀请到世界各国演讲、担任顾问或研究者。

目 录

译者序

当蔡医生问我，愿不愿意帮忙翻译这本书时，我心里虽然一直在嘀咕"我可以吗？""英文这么差、文笔又不是很好"，但另一个冲动是"我真的想了解如何陪伴一位孤独症孩子成长""一位孤独症专家又是如何回到自己的家庭照顾自己的孩子"于是，我答应了。这是约两年前的事了，当时我已退休，心想，自己应该可以有很多时间来做这件事。

但是，退休后的我仍是忙碌（哈哈！就是当无头苍蝇），静下心来翻译时通常已是夜晚，免不了漏一些段落、打错许多字、用一些无厘头的措辞。真的要感激蔡医生的无限包容及忍耐。另外一个困难是我不是基督徒，因此有关圣经的一些翻译还是劳烦蔡医生及美玲。

终于把书翻译完了，眼看出书日期越来越近，蔡医生要我写序后，静下心来想想这一年多，陪着这些章节的时间总是在夜深人静，伴随老公的打呼噜声，慢慢地逐字逐句推敲。整个翻译过程真的应验我的英文有多差，有时从网络、字典还是找不到恰当的中英对照，只好请原作者帮忙看看。这次经验也让初次译书的我对许多书籍翻译者敬佩万分。

2000 年，初次认识思谛，当时我到蔡医生服务的医院向他拜师学艺。住在那里三个多月的时间里，我和思谛很少交谈，因为他很沉默，而我的英文很差，不太敢开口说。身处异国的我，听不太懂别人说什么，只是我会尝试在每个人的举手投足中解读他们想表达什么。有时和思谛在一起反而让我很轻松，因为我不需要用不熟悉的英文和他说话。思谛当时已在工作，每次见他时他总是面带笑容、从容地做他的事情。我们曾一起去教会，去他工作的地方，也曾去他所在的音乐团，蔡医生夫妇用他们的爱带着思谛一起成长。

借着翻译，我进入了思谛的生命历程，感受到他成长过程中的一些挑战，他的父母、师长、朋友、工作伙伴，他们用无尽的爱来协助他，但不溺爱、不怨天尤人、不灰心、不放弃，同时他们对思谛也不过度期待、不奢求，总是站在他的立场思考如何协助他发挥潜能。尤其是美玲，让我深深佩服。我们同样是女医生，也同样为人母，年轻时我还会怨孩子给我太多牵绊，而美玲呢，她爱她的孩子，无怨无悔，但她也同样热情地爱她所认识的每一个人，套个社交网络常用的说法"给你 N 个赞"。蔡医生也是，在专业与慈爱中不仅照顾自己的孩子，更把自己的经验毫无保留地与其他人分享，鼓励他们，协助他们，不遗余力。

最后，想借此书与读者共勉，尤其是为人父母者，不管你的孩子属于哪一类，他们一定有他们异于他人的优势，我们带着孩子来到世上，爱他／她无怨无悔，助他／她发觉自己，让他／她学习独立自主。

李慧玟
2015 年

李慧玟，精神科医师，儿童青少年精神科医师，心理学博士。

前台北市立和平医院精神科主任，前台北市立联合医院和平院区精神科主任。

现任台北市天晴身心诊所儿童心智主治医生、台北市立联合医院和平妇幼院区精神科兼任主治医生。

推荐序

　　大概在两三年前，蔡逸周教授告诉我，他和夫人美玲正在写一本关于大儿子思谛的书，待完稿后请我给该书写序。去年圣诞节前，蔡教授再次来多伦多参加学术活动后，顺路探访我，带来了他们共同夫妇完成并于今年在美国出版《养育星儿四十年》一书的好消息。蔡教授还告诉我该书同时还会在台湾和大陆出版。我听了之后非常高兴，因为我们太需要这样的出版物了！因为过去在这方面相关的书籍很少，而仅有的几本又可能由于文化背景的差异和翻译水平的关系，读了之后总让人有一种隔靴搔痒、不得要领的感觉。这本书才是我们盼望已久、真正需要和有用的书！我向你强烈地推荐这本书，无论你是家长，还是医生、教师、政府工作人员、企业家及社会热心人士，抑或是学生，在你读了之后所得到的绝非只限于学识上的提高，更重要的是帮助你对人生的价值有新的思考，对孤独症儿童的养育和康复理念、策略有新的认识，对他们的人生目标也会有新的调整和规划！

我是 1989 年初夏认识蔡教授的，那是他第一次受邀到北京讲学。我当时是北京医科大学精神卫生研究所儿童组组长，负责接待及学术活动的安排。当时国内对于儿童心理发育及心理疾病方面的专业水平正处于亟待学习和提高阶段，儿童孤独症（又称自闭症）在当时就是一个颇受关注的课题，也是我的兴趣所在。蔡教授在讲学中，不仅以他渊博的学识和丰富的经验全面介绍了孤独症的临床表现、诊断和处治方面的现状和进展，还以朴实无华的语言、实事求是的科学态度，坦诚地与听众交流，给大家留下极为深刻的印象！他曾被评为美国 60 个最好的医生之一。他的妻子以前也是精神科医生，后来放弃了工作，一直在家陪伴已经十多岁的大儿子思谛。思谛的语言功能和交往技能都不高，当时正在上中学的一些课程，有时也会上某些特殊教育的课程。蔡太太还经常与学校、社区联络，寻找适合思谛今后可能从事的工作并进行职前训练，最后为思谛找到在超市和图书馆里实习的机会。她多年来一直陪伴在思谛的左右。思谛在家学会做许多家务事，他最喜欢做饭，还会在图书馆里找烹调方面的书看。由于他在学校表现很好，在中学里还得到过美国总统克林顿签字的奖状！

蔡教授一家所发生的事情对我们来说难以想象，然而它就是活生生的事实，这让那些孤独症儿童的父母看到了一线希望，增加了一份信心！此后，蔡教授被聘为北京医科大学精神卫生研究所的客座教授，以及北京市孤独症儿童康复协会的顾问，经常受到大陆同行和家长及机构的邀请到多个城市讲学和传授经验，夫人美玲和思谛也时常同行。我们也因此有机会聆听他们的演讲和分享他们的故事，分享他们精彩、丰富的人生！

二十多年来，我从来就没有听到蔡医生和美玲对生活和对思谛的抱怨，相反，在他们的心里饱含着感恩。每次看到他们时，他们总是那么平和、淡定、坦然。去年是思谛的 40 岁生日，他们决定把这本书写完、出版，作为送给思谛的一份特别的生日礼物。他们感到快乐和幸福，因为他们和思谛相伴走过的 40 年里领悟到了人生价值，为思谛所设定的目标已经达到！他们的目的就是要帮助他活得健康、快乐，过有品质的、有创造性的生活，这种想法他们从来没有放弃！现在思谛仍然只有有限的语言和社交技能，但他有良好的工作习惯，有责任心并能遵守规则，得到雇主好评。他可以和大家一样在外就餐，打保龄，上教堂，和家人一同乘飞机、坐游轮周游世界；在家可承担多项家务，并自觉完成；懂得关心父母，主动提醒他们按时服药，也会独自安排自己的休闲活动，如听音乐之类。思谛是幸福和快乐的，他完全可以和大多数人一样，和我们大家在自己的社区、自己的城市和我们共有的地球村上度过有意义、有价值的一生！

他是如何做到的呢？当你读完这本书，答案自然就有了！

思谛的故事还在继续，奇迹有可能会随时发生，仔细读一读书里面各个章节的一个个小故事，你便能深信不疑！就像你得到了解决孤独症秘籍的一种感觉，豁然开朗！

蔡医生和美玲在书中提到"每一个生命都是独特的，每一个个体都以他特有的方式存在于我们中间，以他自己的方式对社会、对人类做出贡献，我们要尊重和感谢他们！"我们也要感谢像蔡医生和美玲一样的父母们，他们的前行和探索给我们做出榜样！

杨晓玲

2015 年

杨晓玲，北京大学精神卫生研究所及附属第六医院教授主任医师，北京市孤独症儿童康复协会荣誉会长，中国精神残疾人及亲友协会孤独症委员顾问。

推荐序

　　我很荣幸并谦卑地写这本书的推荐序，因为蔡逸周医生是我崇拜的英雄之一。第一次见到蔡医生及他的太太美玲，是因为他们的儿子思谛是一位典型孤独症的孩子。他们是富有同情心的父母，他们与思谛的学校专业人员配合，并落实思谛在生活上所需要的支持及指导，以获得成功的人生。虽然蔡医生已经是一位孤独症的优秀专家，然而，他仍与学校的工作人员并肩工作，给予最强大的关爱及倡导。我从蔡医生的家庭学到了好多事情：

　　1. 每个人都有无限的潜能。

　　2. 我们应该从尊重其他人的学习方式、优势能力、沟通及需求和他们本身各有不同来进行评断。

　　3. 每个人都可以对他自己的、有目的的及值得的生活做出贡献。

　　4. 重要的是对那些帮助并引导你孩子经历生活的

人，给予支持及合作。

5. 家庭是最重要的。

这些原则在我个人及专业研究中指导我、塑造我成为一个家长及教育工作者。

这本重要且引人入胜的书，为读者提供机会可以看到思谛在家里、在学校、在社区中过的有意义的生活。这是一个故事，告诉我们都应该互相给予肯定及尊重，每个人无论与孤独症有没有关系都应该阅读它。

逸周和美玲，谢谢你们与我们分享思谛的故事。

布兰达·梅欧 (Brenda Myle)
堪萨斯大学教育学院退休教授

致 谢

　　首先，我们感谢神把思谛送给我们。没有思谛，我们的日子就不会有到目前还能感受到的兴奋、挑战及充实。在这趟旅程中，有许多人陪着我们、支持我们、帮助我们塑造思谛成为他今天这样一个特别的人。

　　以下有他的老师们、教练们、导师们、老板们、牧师们、家庭医生和牙医生及特别的朋友们。在此向你们表示衷心的感谢：Beth McDermott, Mary McCue, Sherry Short, Lauri Palmer, Linda LaPietra, Christine Barton, Marge and Paul Wright, Michael Taylor, Virginia Nash, Paul Anderson, Brian Gustella, Jeff Kurz, Beth Andersen, Shutta Crum, Rev. John Suk, Rev. Harvey Stob, Marilyn Glover and Joan Vredeveld, Jo Mathis, Dr. Robert Kiningham, Dr. Peter Drescher.

　　假如，思谛可以用语言表达他的感激，他也一定会非常感谢你们每一位，感谢你们的耐心、友善和同情。我们谨代表思谛对你们献上诚挚的感谢。

Chris Barton，谢谢你帮助思谛成为一位最好的音乐人。

谢谢 Marge 及 Paul Wright， 通过共同音韵 (Common Chords) 音乐活动，使思谛的生活更充满乐趣。

Virginia Nash，谢谢你这么耐心及永不倦怠的努力，帮助思谛找到最好的工作。

Marilyn Glover，谢谢你让思谛有机会在教会办公室工作。他真的很期待每周四下午的来临。

谢谢你，Jo Vredeveld， 这么多年来你一直是思谛的导师及最要好的朋友。

Dr. Kiningham， 谢谢你这么多年来对思谛的医疗照顾。

Dr. Drescher， 谢谢你接受思谛成为你的牙科病人。

Jo Mathis， 谢谢你把思谛的故事和许多（*Ann Arbor News*）的读者分享。

一个特别的感谢给 Harvey 及 Audrey Stob，你们花好多时间帮我们整理原稿及给我们很棒又有价值的建议。如果没有你们，这本书无法送到出版商的手中。

杨晓玲教授和布兰达·梅欧 (Brenda Myle) 教授，谢谢你们在百忙之中抽空为这本书写推荐序。

李慧玟医生，谢谢你帮忙把这本书译成中文，使它得以和中文读者分享。

最后，谢谢思恩。在这个世界上，没有哪个弟弟像你一样，在你的一生中，你一直爱着思谛，你从来没有抱怨过他。你和他一起工作，教了他许多只有你可以给他的技能。我们谢谢你和恩华 (Clara) 接受他的独特个性并永远地支持他。

作者序

　　据我们所知，市面上已经出版了许多关于高功能孤独症的书籍。但很少有关于低功能孤独症的书籍。可是这些有低功能孤独症的人，在他们的心灵旅程中却成为许多人的朋友与老师。这不是一本要描述低功能孤独症症状及原因的书，而是一本想要说说我们和我们的低功能孤独症的儿子思谛在这个世界走了40年的心路历程。在一般人的眼里，思谛是一个神给予、但已经被打破的礼物，而在我们眼里，思谛是神给我们的完美的礼物。

　　这本书里的许多故事是慢慢积累起来的。开始，我们只是想亲身讲讲思谛的故事。他的故事对我们及一些与他工作或生活过的人是很重要的。我们告诉人们这个故事，是因为我们相信即便是思谛有认知、社交及沟通能力的严重缺陷，但他在生活旅程中感动了许多人，也改变了他们的灵性旅程，而这需要有一份完整的记录。

我们生活在一个基督教社区。美玲来自一个充满奉献精神的基督家庭，逸周则是来自佛教家庭，后来在念医学院时成为天主教徒。我们都曾努力研读圣经，包括阅读宗教及灵性书籍，参与教会的服务及活动，去遵循神给我们的教导。这也给了我们很多写书的想法。

可是面对生活中的许多挫折及失望，有时候我们难免会问："为什么神要这样对我们？""为什么神要给我们一个有缺陷的孩子？"有些时候我们会很生气地问："神真的爱我们吗？"

思谛以一些不可思议的方式，超越了任何书籍或神学理论，一次又一次地引领我们对神的关系有了新的认识。思谛是最脆弱及最易受伤的人，通过他，我们重新发现在我们的信仰里神是活着的。思谛从不会谈他的信仰，他不会像普通人一样表达情感与爱，也没办法给我们任何建议或忠告。但是在养育他及照顾他成长的过程中，思谛成为我们的朋友、老师及引导者。回顾思谛的成长，我们会发现许多惊喜。思谛的故事，让我们坚定我们的信仰，以及让大家更容易理解神奇异的爱。思谛很少说出一个字，但却逐渐地用自己的方式，表达出基督徒最深刻的信仰。

现在我们知道了，在我们心中思谛这样有严重缺陷的人其实是受到了神的钟爱，被送到这个世界，带着独一无二的任务来医治这个世界。因此，我们希望借着分享思谛的故事，也能让许多和我们有相似问题及困惑的人，发现神在他们的生命里。我们也希望通过思谛的故事，帮助大家把那些最脆弱与易受伤的人放在心中，让大家可以看到他们不同凡响的特质及独特的天赋。

过去的这么多年，我们得到过许多祝福，也有机会告诉很多人有关思谛的故事。无论如何，我们一直相信通过文字一定可以改变人类的心。在写这本书的同时，我们体会到每一个字都牵涉到我们，就像牵涉到思谛一样。由于他爱我们，我们也爱他，所以我们要把这本书完成。

为了表示一些重点，我们在书中引用了一些圣经中的内容。这不是在向读者显示我们掌握着真理，想做传教工作，仅仅是因为在和思谛共同走过的心灵旅程中，有些圣经中的语句变得更有意义与真实。建议当您读完每一章后，你可以反思我们所引用的圣经诗句，并希望您也能发现同样的经验。

这是一本我们俩非常想要一起写的书。虽然我们有不同的书写方式、不同的工作习惯，而且常常发现我们对某些事情在何时发生，以及我们对这些事情的反应都有不同的回忆。为了解决这个问题，在我们的名字后面写下我们个人对某些特殊事件的评论及感想。

于是，我们开始写这本书，随后的故事可能是最接近我们能见证神给我们的爱。对我们而言，思谛是神的赐予，也是一扇让我们在生活中可以偷窥天堂的门。他似乎总是很快乐，从不讨厌一成不变的生活。我们用爱及感激来写出他与我们的特别关系。我们也深深地希望思谛的故事，能引起许多开明及有同情心的人的兴趣，更能认识神的大爱及奇异的恩典。

或许，有些读者会觉得这本书与那云神父（Fr. Henry J.M. Nouwen）写的书《亚当》（*Adam*）有些相似。多年来我们已经成为那云神父的忠实读者。对许多在智能方面有残缺的人，他真正是一位最谦卑和最有同情心的神的仆人。我们已经深受他的书的影响，因此这本书很自然地会反映出他的精神。就某一方面来说，我们也把这本书献给已在天国的那云神父。

这本书是从逸周在 1998 年 11 月做了心脏搭桥手术后不久开始写的。逸周做完这个大手术后，在家休养了两个月。让自己忙碌且专注于往常喜欢做的事是他康复计划的一部分，他也要做一些能带给思谛的人生有意义的事，于是他决定写思谛的故事。在思谛的母亲美玲的大力帮助下逸周写了这本书的大部分。因为有一些我们不再很清晰能记得的故事，我们把这本书的初稿在计算机档案里放了15 年。2013 年 9 月庆祝思谛的 39 岁生日后不久，我们突然想到思谛在 2014 年就要 40 岁了，如果我们能出版他的故事，和许多对思谛一样的人有同情心的人分享他 40 年来的人生旅程，会是非常有意义而且值得记忆的。美玲花了几个月的时间，重新整理过去的一些文件并加入更多的故事，终于把这本书完成了。

我们希望你会喜欢阅读这本书，正如我们喜欢和你分享我们的故事一样。

第一章 珍贵的礼物

只是没有孩子，因为伊丽莎白不生育，两个人又年纪老迈了。天使对他说："撒迦利亚，不要害怕，因为你的祈祷已经被听见了。你的妻子伊丽莎白要给你生一个儿子，你要给他起名叫约翰。你必欢喜快乐，有许多人因他出世，也必喜乐。他在主面前将要为大。"

路加福音 第一章第七节，第十三到第十五节

因在这日要为你们赎罪，使你们洁净，你们要在耶和华面前得以洁净，脱尽一切的罪愆。

利末记 第十六章 第三十节

我俩相遇在台湾的台北市立疗养院，当时逸周正在接受第一年的精神专科住院医生训练，美玲则在台北市立仁爱医院当实习医生。她对另一位实习医生提了一个特别的要求，那就是希望去逸周工作的精神科专科医院实习一个月。在那个年代，这是一个很不平常的要求，因为从未有在综合医院的实习医生到精神科专科医院实习的例子，后来有许多年也没有出现类似的情况。

逸周： 当我们相识后，我被美玲独特的气质深深吸引。她非常善良、温柔，富于同情心，而且有很虔诚的信仰。于是我很努力去引起她的注意。不久，我们就开始约会了。我们会去看电影，参加音乐会。美玲在成长过程中曾在印尼生活多年，所以介绍我去在台北的印尼餐厅。我们开始一起参加教会的聚会。刚开始的时候，我们也曾有些小冲突，因为我是天主教徒而她是基督（新教）徒。我在一个佛教徒家庭中长大，但在就读医学院的时候信了天主教，对基督教的信仰观点比她开放些。美玲是在浸信教教会环境下长大的，她的父母，尤其是母亲，不认为天主教徒是基督信徒。

我建议先一起去她的教会聚会，直到她对我的信仰有了较多了解，那时她或许可以接受我也是同样的基督信徒。提这样的建议是经过何神父（Fr. Francis Heras，一位西班牙神父，他在中国大陆及台湾已经奉献超过 30 年）所允许的。他是我的精神导师，引导我接纳了天父、基督及圣灵。他完全了解也能接受，不管我们信哪一种宗教或属于哪一种教派，我们的神只有一位。经过几个月的约会后，我们决定彼此托付终身。在决定结婚前，我们各自让自己的父母知道这样的决定。美玲多次拜访我的父母，但由于当时特殊的环境，要去拜访美玲的父母相当困难。记得当时美玲的父母拜托在台北的一位亲戚来考察我，并且告知他们结果。我们一定是给所有人留下了很好的印象，因为他们不仅赞同我们要结婚的意愿，而且还同意参加在我家乡的天主教堂举办的婚礼。在婚礼的弥撒中，我感谢神对我们的垂爱，感谢我们双方父母的爱及支持。

美玲：在上医学院的最后一年，我跟一位同学提到对精神科的兴趣。他告诉我，他和我一样，也想申请去台北市立疗养院精神医学科实习。当时在我们实习的仁爱医院没有较好的精神科培训课程，所以他希望我们一起去争取，这样就可能会被接受。没想到，我在那里遇到了逸周。

那时候，逸周在市立疗养院当精神科住院医生。虽然在精神医疗中心只实习了短短的一个月，但对逸周有较多的认识。他是一位很棒的专业导师，我很钦佩他的智慧及对病人的专业精神。实习训练结束后，我们一直保持联系。回想起来，那应该也是一种奇迹，事情就这样发生了！

毕业后，我决定申请到逸周工作的市立疗养院接受住院医生训练。我们开始约会，关系也更密切了。一天晚上，他打电话给我，问我愿不愿意去他的宿舍赏月。那个时候，他的宿舍在市郊山上，而我租住在市区的一间公寓里。我根本就不知道他将要向我求婚！

他准备了一封很精致的信，告诉我他的意愿。虽然我答应了他，可是当我们很认真地想到要结婚时，障碍很快就出现了：他是天主教徒而我是浸信会基督徒。

在成长的过程中，我误以为天主教徒不读圣经或是不向神祷告。当我和逸周的神父也是他的心灵导师何神父说起自己的困惑时，他告诉我，应该和逸周一起读圣经及祷告。何神父还说服了我们在其他一些事上的分歧。从那时起，我们一直在灵性旅程上一起成长，直到现在。

我写信告诉父母我们将要结婚了。我的母亲对于我要嫁给一个天主教徒不是很同意，写了一封很长的信表达她的反对。经过数月的沟通，我的父母终于同意了这桩婚事。那是我生命中最快乐的一天，感谢神给了我祝福。

逸周：1974 年 3 月的某一天，美玲兴高采烈地从妇产科医生那里回来，带着怀孕的喜讯。我也非常高兴及感恩。一年前，当我们决定要结婚时，我们知道我们将和其他人不太一样，可能不会很快有孩子，因为美玲曾因卵巢囊肿做过两次手术。我们曾向神祷告及请神带领我们一起度过不管有没有自己的孩子的一生。得知美玲怀孕的消息，我们像大部分新婚夫妻一样，很兴奋，也充满感恩。

美玲：年轻时，母亲曾告诉我，因为做过卵巢囊肿的手术，将来怀孕的机会很小。当我和逸周约会时，我就告诉他这个事实。

知道自己真的怀孕后，我很兴奋地把这个好消息告诉逸周及亲人。

不过，接下来的几个月，日子过得有点混乱，因为我们在准备要搬到美国开始新工作及新生活。很幸运的是，我们忙碌的生活并没有影响到孕期的稳定，我感到一切安好，而且非常快乐。

1974 年 7 月 9 日，我们抵达夏威夷，开始办理移民手续，然后飞往加州，与我的兄弟姊妹及家人团聚。一周后，我们又飞到东海岸与逸周的家人团聚。那就是我们在美国开始新生活所做的一切准备。

逸周在位于新泽西州纽瓦克的新泽西大学附属医学院精神科接受住院医生训练。因为他有几年在台湾当住院医生的经验，所以被安排去东桔市 (East Orange) 的荣民医院工作。那里需要有经验的住院医生照顾问题较复杂的精神科病人。

逸周: 我们在东桔市找到一间还负担得起的小公寓。前 4 个月，我们走路或搭公交车，到处看看。当有人告诉你："哦！大概离这里只有几条街而已"，那可能是说还要走很长的一段路，这是我们在那里上的第一堂课。到东桔市落脚时，美玲已有 6 个月的身孕，短距离的行走对她有帮助，但有一次我们花了一个小时才走到要办事的电话公司，这就不算是一个很好的产前保育了。

经新朋友的介绍，美玲找到一位产科医生——索珀医生 (Dr. Sobol)，她的诊所离我们住的地方很近，走路只要 20 分钟，她是犹太人，温和又优雅。因为知道我们是新移民，产检期间，她总是尽力让我们感到放松及舒适。我们在尽量适应新环境时，产检也正常顺利。

在准备如何安排送美玲去医院分娩时，我还不会开车。美玲的表哥（他住的地方离我们约 40 英里）计划教我在三周内学会开车。他不知道我从未开过车。第一次驾驶课后，他深感挫败，不确定我是否能赶在孩子出生前拿到驾照。还好，第二次的驾驶课就顺利多了。幸运的是，我在孩子出生前拿到了驾照。

我的一位高中同学，住在离东桔市 30 英里处，他带我去当地的汽车商店看车。最后我决定还是买新车（我一点也不懂如何修车，新车出问题的概率少些）。销售商承诺在 1974 年 9 月 26 日可以拿到车，这样的话在孩子出生前应该还有充足的时间。可是就在 9 月 25 日晚间，美玲开始有阵痛，而且有羊水破了的征兆。我们赶紧联络索珀医生。她告诉我不必急着送美玲去医院，除非阵痛更频繁。我们待在家里并计算阵痛的时间及频率。隔天下午 1 点钟，美玲爸爸的同学（她在离东桔市 60 英里处开店）打电话询问美玲的情况。当她听说羊水已经破了时，她告诉我们马上准备好，会马上开车来送我们去医院。下午 2 点钟我们到达医院，4 点钟左右美玲被送进产房。由于医院有规定，我不能进入产房陪伴。下午 4 点 14 分，思谛出生了。5 点钟左右，索珀医生抱着思谛到等待室，让我看了他几分钟。我告诉美玲，他真的是一个美丽的婴儿，将来一定很受女孩的青睐。

美玲：刚到美国生活需要一个适应的过程，而期待小孩的来临又是一个新的经验。走路去杂货店对产前来说是很好的运动，但我们住在三楼，没有电梯，要想提着东西走上楼梯不是一件容易的事。幸运的是，我的表哥住在附近，他很乐意帮我练习驾驶技术。在读高中时我曾开过车，所以很快就拿到了驾照。逸周忙着医院的工作，而我忙着准备孩子的来临。

教会的朋友（她在东桔市综合医院行政部门工作）给我介绍了一位产科医生索珀。开始时，我们每两周去一次她的诊所，近预产期则每周去一次。每次她都告诉我们孩子很好。

预产期的前一天晚上，羊水破了，而且一两个小时以后开始有一些不规律的阵痛。我们打电话给索珀医生，她告诉我们在阵痛不是很规律之前，不必急着去医院。隔天早上我父亲的同学打电话来问我的情况，当我告诉她头天晚上羊水已破且有些阵痛时，他们夫妇俩很快就赶过来带我们到医院待产。

很快我就被推进产房，索珀医生也来看我。我记不起来她跟我说了些什么，只记得她要我签了一些文件。我听到她打电话交代家里准备晚餐的事情，原来那天是犹太人的一个重要节日。接下来我就不知道发生什么事了。后来才知道，因为已感觉不到疼痛。我必须接受全身麻醉才能把孩子生下来。下午 5 点半我醒过来，他们告诉我是个男孩，体重 3.314 千克。

索珀医生向我们道喜，说 9 月 26 日是犹太人的赎罪日 (Yom Kippur)。她也告诉我们，所有在那天出生的孩子都会被赦免他们的罪。感谢神，给了我们这么完美的礼物！

第二章　如我本相

　　两个孩子渐渐长大，以扫善于打猎，常在田野；雅各布为人安静，常住在帐棚里。

　　　　　　　　　　创世纪　第二十五章　第二十七节

　　耶稣过去的时候，看见一个人生来是瞎眼的。门徒问耶稣说："拉比，这人生来是瞎眼的，是谁犯了罪？是这人呢？是他父母吗？"耶稣回答说："也不是这人犯了罪，也不是他父母犯了罪，是要在他身上显出神的作为来。"

　　　　　　　　　　约翰福音　第九章　一至三节

　　我今日所吩咐你的话都要记在心上，也要殷勤教训你的儿女，无论你坐在家里，行在路上，躺下，起来，都要谈论。

　　　　　　　　　　申命记　第六章　六至七节

美玲：出院后，我们决定喂思谛母乳，但是，我的奶水好像不足以喂饱他。大约喂完奶一个小时后，他就又哭起来了。几天后，我们讨论是否要加些奶粉，以补充母乳的不足。有些朋友曾经警告我们，若喂了奶粉，孩子就不喜欢再吸母乳了。所以一开始，我们先喂他从医院带回来的糖水，似乎这也能暂时缓解他的饥饿，但这也更增加他因尿布湿了而哭闹的次数。这种常哭的行为前后持续了大约4个星期，我们两个都感到既疲倦又挫败。最后我们决定不再相信常言，开始在喂母乳之后给他喝一些奶粉，很快问题得到了解决。他开始不管白天或晚上都能睡得比较长，而我们也可以有机会补充睡眠。这帮我们恢复了体力，减少了压力，最棒的是，他没有因此而拒绝再喝母乳。

在他大约5个月大时，我们开始尝试让他吃各种半固体食物，例如蛋黄和稀饭。有时他会把不喜欢的食物吐出来。从小长大我爱吃很多辣的食物，有时我也会给他一些辣的食物，看看他会不会很快把食物吞下去，结果他好像能吃辣的。许多年后，到现在他仍然很喜欢在食物上加一些辣味调味酱，尤其是那些他不是特别喜欢的食物。

当时的思谛是一个健康又胖胖乎乎的婴儿。星期天我们上教堂做礼拜时，会把他留在教会的育儿室，其他孩子都会亲近他并摸摸他的脸和手，他总是保持微笑且不在乎这些触摸。

思谛的动作发展似乎很顺利，除了爬行。逸周同学的女儿比思谛大两周，爬行比思谛好一些。我们互相比较记录这两个小孩的成长发育。我们并不是有竞争性的父母，而是因为做这些可以让在异国他乡都是养育自己第一个孩子的我们有个依循。那时候，我们都没有任何朋友或亲戚可以提供帮助。思谛在爬行方面慢了约一个月，我们发现是因为怕他把地板上的东西捡起来吃，所以很少让他在公寓的硬木地板上爬。当他 8 个月的时候，我们带他去拜访我们的表兄，他家的地板铺着地毯，我们非常高兴地发现思谛已经可以到处爬来爬去了。

他在 11 个月大时就能自己走路了。我们对他在走路时的专注力及平衡感有深刻的印象。他的弟弟思恩在他 14 个月大时出生。有时我们在床上或地板上帮思恩换尿布，而思谛就会在我们身边走来走去，可是他从来都没有踩到弟弟。当思谛大约 18 个月大时，我们发现他很喜欢倒退走路，并以为这是他可爱的表现。他从未因倒退走而发生意外。很多年以后，我们才想到那时他喜欢倒退走路很可能就是一种早期的症状。

当他 4 岁大时，我们买了一个三轮车给他。他很快就学会了骑车。大体来说，我们从来没有担心他在动作发展上会有问题，直到发现他不会接球。在同龄小孩都学会接球时，我们丢了个软球给他，但不管球的大小，他总是把头转过去。我们想或许他是怕被球砸到，所以并没有很在意，而是转换教他其他的动作技巧。

思谛在七八个月大时开始会发一些声音，但很快就消失了。在他 30 个月大时，我们发现他没有办法模仿任何声音或字。有一天晚上，我们决定要弄清楚他是不会，还是不愿意模仿声音或字。

那时他已养成一个习惯，就是当他要睡觉时，他一定要拿一个小婴儿枕头。我们把小婴儿枕头拿走，然后告诉他，如果他可以说"大"(da)，就会还给他枕头。结果他一直哭了半个小时。在这半个小时当中我们不停地发出"大"的声音，可他除了哭泣就是哭泣，根本发不出一个"大"的音。我们知道他一向都是一个很顺从的孩子，所以，我们的结论是：他不是不愿说，而是不能说。虽然非常失望，但我们还是把他的小枕头还给了他。他很快就不哭，而且睡着了。第二天，我们翻阅家里的医学专业书中有关语言发展的部分，发现男孩的语言发展年龄一般是比较晚的，有可能晚到 36 个月大才会出现语言。我们才比较放心地说他的语言发展可能仍在正常范围内。

逸周：1977 年 7 月，我开始在爱荷华大学附属医院的儿童青少年精神科接受临床研究的住院医生训练。在儿童青少年精神医学部门的分支中，爱荷华孤独症方案在 1974 年就制定了。我开始学习有关孤独症的一切知识，并有机会与许多有孤独症的孩子一起工作，观察他们。我最早学习到的是，这些孩子有明显的延缓及（或）偏离正轨的语言发展。1977 年 9 月，思谛已经 36 个月大了，但他还是无法模仿任何音或字，而且他一直未发展出语言。因此，在一个晚上我再一次拿走他的小枕头，要求他重复一些声音及字词如"大"(da)、"怕"(pa)、"妈"(ma)、"吃"(eat)、"喝"(drink)、"不"(no)、"是"(yes)。这次又是过了半个小时，他还是没有模仿复诵任何音或字，只是一直哭。我再次确认他是没有办法而不是不愿意。我把小枕头还给他，他就停止哭泣，而且又是很快就睡着了。那时我对孤独症已有稍微多一些的了解，所以我告诉美玲，我们需要去找我的指导教授马克·斯图尔特医生 (Dr. Mark Stewart) 尽快评估思谛。

1977 年 10 月 8 日，我们得到斯图尔特医生的约诊。斯图尔特医生花了一段时间与思谛在检查室，我们则在有单面镜的观察室观察。斯图尔特医生试着与思谛玩及互动，但他都没有反应。他只在房间里漫无目的地走来走去，并尝试开门要走出去。几分钟后，他开始哭泣并多次尝试要开门出去。最后当他看到我们走进房间时，停止了哭泣。当我们与斯图尔特医生说话时，他也待在房间里面。那时，斯图尔特医生的推测是思谛最有可能是有语言迟缓症而不是孤独症。不管是什么症，他要我们赶快送思谛去参加爱荷华孤独症方案的日间课程。我们依照斯图尔特医生的建议，思谛 3 岁时就接受了早期干预的课程。在接受孤独症日间课程时，思谛同时接受温德尔·约翰逊 (Wendell Johnson) 语言及听力训练中心的语言治疗。这两个治疗中心都在爱荷华大学里。

与此同时，我们与爱荷华市的特殊教育单位联系，要求召开个别教育计划会议，使思谛能进入一个公立学校的早期干预方案接受早期治疗。在 1978 年的 4 月，思谛接受学校里的早期干预团队评估后，于 1978 年的秋天进入一个学前发展班。

不管是爱荷华孤独症方案或爱荷华市市立学校的工作人员均

不愿意说思谛确实是有孤独症，即便他们注意到他有孤独症的特征。我们相信他们非常厚道，不想让我们受那么大的惊吓。回顾一下，现在我们相信一直以来思谛都有一些孤独症的特征，只是当时我们没有足够的知识及经验来辨识。

美玲：逸周下班回来时，会花一些时间和思谛说话。他会重复地告诉思谛："我好累，累，累。"而思谛在那时，只是坐在高脚椅上不停地笑。

思谛8个月大时，很喜欢看逸周玩飞机撞到他胸部的游戏。逸周用一只手当飞机飞过思谛，碰到他胸部时说"撞到了"，思谛会大笑并要抓那碰到他胸部的"飞机"，然后在空中画个圆圈，表示他要再玩这个游戏。他会一直玩这个同样的游戏，直到逸周累歪了。

思谛9个月大时，我们搬到爱荷华市。很快我们和一个有两个小孩的家庭成为朋友。朋友的父亲（祖父）常常来看他们。每次当他们全家来我们家时，我们注意到思谛很喜欢走近这位温和的老人家，去摸他的胡子。那时，我们觉得这是思谛可爱的行为，但他似乎比较注意老人家的胡子，而忽略两个小孩带来的玩具或者和他们玩儿。

在思谛开始接受早期干预课程前，我们买了许多玩具，要教他如何玩这些玩具。他总是把汽车排一条直线，而不是推动它们。他也喜欢把玩具拿去只敲打桌子，尤其是他独自一人的时候。假如他没忙着用玩具敲打桌子，他就会花很长时间坐在客厅窗户旁往外看，表现出很满足的样子。

有时，我们试着告诉自己，他之所以会有如此不同的表现，是因为太忙于照顾弟弟。我们以为他只是一个不太有所要求、安静及善良的孩子。

当思谛开始接受早期干预课程时，最大的困难是他的语言及认知发展。一位学校心理咨询师曾评估他的认知发展功能，结果发现他的智商大概在 40 ～ 60 之间。当他大一些的时候，他表现更多的孤独症特征，例如，按例行的常规做事，逃避与人们的眼神及肢体接触，玩玩具的方法也和其他孩子不一样。一直到他 6 岁，学校团队才同意我们的诊断——思谛有孤独症。

那个时候，专家们告诉我们，加州大学洛杉矶分校 (UCLA) 有针对孤独症孩子的很好的行为治疗方案，但这个方案要求家庭住在洛杉矶至少半年，要学习如何在家里做配合的治疗。这个课程费用非常高，那时我们无法负担住在洛杉矶半年的费用，而且逸周必须中断住院医生训练。曾有一段时间，我们觉得很对不起思谛，因为无法给他这样的课程训练。后来查了许多文献后，我们发现这项特别的治疗并没有像他们所宣称的那么有效，于是我们回头去尝试其他能实现的干预及治疗。

当思谛 10 岁大时，逸周加入一个多医学中心的药物氟苯丙胺

(Fenfluramine) 研究计划。这个药在当时被发现可降低动物血液中的一种神经电解质——血清素 (Serotonin)。当时有些孤独症研究者认为太多血清素可能是引起孤独症的原因，所以一些临床医生希望通过使用氟苯丙胺会降低孤独症患者的血清素浓度，从而减轻孤独症的症状。逸周的许多病人都参加了这个研究且被当做实验品，他觉得让思谛也加入这个研究计划，对别的病人才算公平。思谛用药两个月后，我们发现他的行为没有任何改变，于是我们决定不再给思谛使用这个药。这是思谛唯一一次为治疗他的孤独症而尝试的药物。

在学校教育中，思谛一直是在特教班级接受训练，直到最后4年的高中阶段，他被纳入一些回归主流的一般教育课堂。他总是很快乐地上学，而且在大部分的发展领域均有进步，但与同龄的同学比还是落后很多。他的语言仍然是他最大的困难。他无法分辨"你"和"我"。当需要别人帮忙时，他会说"梳我的头发"或者"刷我的牙"。他的语言重复性仍然相当高，大部分时间，他只是在重复我们对他说过的话。

思谛在 20 岁时正式离开学校。他的语言、认知及社交能力仍然很局限。在我们决定让他到现实世界去工作之前，他已有 4 年实地工作训练的准备。

思谛离开学校后，受聘于当地的一家药品杂货店，担任兼职理货员，直到 2009 年 7 月止。从 1995 年 5 月起，他在市立图书馆当兼职管理员。他赚到足够的钱，负担自己的机票，和我们一起在国内及世界各地旅游。弟弟在念医学院时租住了一间公寓，思谛还帮他付过房租。当然，他也为自己的经济所得缴纳了应付的税金。

在学校，他一直是一个受老师、同学喜欢的学生。在他上班的地方，他也深受他的上司及一起工作的同事的大力"保护"。思谛总是在学习及工作的态度上，告诉我们要有耐心、善良，正直，有爱心，并能奉献。他总是以自己独特的方式带给我们许多快乐。

第三章
在他以为美的时刻

凡事都有定期，天下万务都有定时。生有时，死有时；栽种有时，拔出所栽种的也有时；——哭有时，笑有时；哀恸有时，跳舞有时；抛掷石头有时，堆聚石头有时；怀抱有时，不怀抱有时；寻找有时，失落有时；保守有时，舍弃有时；撕裂有时，缝补有时；静默有时，言语有时。

传道书 第三章 一至二节，四至七节

弟兄们哪，你们要忍耐，直到主来。看哪，农夫忍耐等候地里宝贵的出产，直到得了秋雨春雨。

雅各书 第五章 第七节

少种的少收，多种的多收，这话是真的。

哥林多后书 第九章 第六节

在思谛开始接受早期干预训练之前，除了语言发展以外，一切似乎都很正常。当他约 5 个月大时，我们开始喂他吃婴儿食物，当他 6 个月大时，我们开始喂他一些半固体食物。他吃得很好，一点儿困难都没有。当他 9 个月大时，我们开始训练他大小便，在 14 个月大时，他就会上厕所而不需要尿布了。

从另一方面来看，口语的发展又是另一回事。我们学到的第一个教训是在儿童发展方面，有些地方是父母与专业人员可能没办法做到的，只能顺其自然，尤其是在天生就有缺陷的那些方面。

思谛在 4 岁大时，学前班的语言治疗师希望能教他一些手语，帮他表达自己的需求。但思谛在那时非常爱动，治疗师常常要花很多时间在走廊抓他进教室上课，所以每堂语言治疗课大概只上 15 分钟左右。他是学会了几个简单手语，例如"要""多一些""请""谢谢"等。但是之后，我们就再也没有看到他运用这些手语和任何人沟通。或许有些像思谛这样的人，永远也学不会用手语作为与人沟通的主要方法。

我们和他的老师曾教他使用图片表达他的需求，以便增加他和人沟通的机会。回头再看，我们已经在 20 世纪 80 年代就一直用类似 20 世纪 90 年代到现在逐步开发成商品的图片交换沟通系统 (PECS)，教他如何与别人沟通。

我们在思谛接受早期干预开始就让他进行语言训练，在 3 个不同的州，与多位不同的语言治疗师做了很长时间的治疗，但直到今天，思谛的语言能力还是很有限。即使是很简单的问话，他也不知道如何回答。假如同一个问题被问了两次，他可能第一次回答"是"，但第二次回答就变成"不是"。因为他可能想第一次回答"是"是不对的，你才会再问一次，所以他就给你相反的答案。

当思谛想与人沟通时（很少发生），常常只用一个或两个字。他也有很严重的构音困难，人们很难听懂他说的话。因此他会很沮丧而放弃。当他想要一些东西或是做一些活动时，他常用一些相反的词语表述。例如当他想要吃点心时，他会说"不要点心"。我们知道他真正的意思是想要一些点心，但是别人就会从文字意义来解读，而没能给他真正想要的东西。到今天，他的对话能力仍然很低，大概不到 2 岁的程度。

美玲：有一天，思谛看到一个女同事，就对她说"咖啡"。她的反应是"大概思谛想喝咖啡"，但是思谛从来就没有喝咖啡的习惯。后来我们才明白因为这个同事常常手拿一杯咖啡来找我们，而那天她刚好没有拿，他可能想问她的是"你的咖啡呢？"到现在，即便他已 40 岁，他的语言能力仍然相当有限，总需要让我们去猜想他没有说出来的那部分话。他说话的方式停留在旧时代里，就像我们说的"打电报式"，但是或许在现代，更像"推特"，没有语法，只有短句。

思谛 7 岁大时，有一位爱荷华大学的学生叫马蒂 (Marty)，被派来帮助思谛。他经常带思谛外出或是参加一些好玩儿的活动。

有时他开车带思谛在镇上转来转去，告诉思谛如何念一些标志。他也教思谛念出刚刚经过的餐厅的名字，如麦当劳、汉堡王。那时马蒂在教思谛一些实用的语言。甚至到今天，当我们开车经过一些他熟悉的餐厅时，他都会大声说出餐厅的名字。开始，我们以为他想去那些餐厅，但后来我们才知道，他只是在重复念许多年前学到的那些餐厅的名字。

我们从思谛身上学到的另一个经验是，与他一起工作的人必须很有耐心。在他开始接受早期干预时，老师要求我们尽快让他学习自理能力。每天，我们都要花好几个小时教他穿衣服、扣扣子、拉拉链、穿鞋子及系鞋带等等。除了教他系鞋带很难，其他的技巧都相对容易。我们花了好几个月教他系鞋带，但是一直见不到效果。就在我们快要放弃时，有一天，他从学校回来，很骄傲地给我们展示他是如何系鞋带的。我们特别高兴，眼里泛着泪光不停地拥抱他、亲他。

到了要教思谛学习"左与右"方向的时候，我们使用不同的方法，觉着应该对他有帮助，如身体部分、纸张、铅笔及图画，几乎可以用得上的东西都用了，却一点儿也不能引起他很大的学习兴趣，而且学习的效果也不能持续，这对我们来说特别挫败且失望。

然后，有一天逸周正在玩计算机游戏，游戏里的兔子要跳上、跳下、左右跳动才能通过迷宫得到它要的菠萝。思谛看到这个游戏画面，走过去倚着计算机看逸周玩游戏。逸周发现他有兴趣，灵机一动想到一个主意，游戏或许是教他认识"方向"的很好的工具。果然思谛会花很长时间玩这个游戏，而且在我们问他有关"方向"的问题，回答也比较准确。

当我们在开车时也会问他方向的问题。那时思谛对镇上的建筑物，例如餐厅、学校、银行及教堂已有很好的记忆。我们会问他"去银行是向右转还是向左转？"当他说"左"（这是正确的答案），我们会回应他说"That's right"（表示他的答案是对的），但对他来说我们是在讲"右转"。开始，我们不知道这个回应会让他迷惑，后来我们注意到了，很快改变用词为 "good job"（做得很棒），这样他就知道他的答案是正确的。

这个经验告诉我们在教与思谛类似的人的时候，如果无法得到预期的效果，就应该停下来，并问自己以下问题：我有足够的职前培训及技巧教他／她吗？我用对了教学工具吗？我用的教学方法对吗？我们必须要小心，不要立刻下结论——认为只因他们有孤独症，所以拒绝学习新知识。事实上，"拒绝学习新知识"还被一些诊断系统当作孤独症诊断的一个特征。也许将来我们必须重新衡量这个概念的准确性及真实性。

我们从思谛身上发现每个孩子都有他／她喜欢或不喜欢的食物、饮料、玩具及活动等，这个发现对我们做父母的及成人来说很重要。我们可以用他／她喜欢的东西或事情当作教学工具，容易引发他们学习的动机。

我们发现思谛很喜欢学习字母和数字，因为他喜欢喝的汤及麦片粥里有字母和数字，于是我们给他好几个礼拜的有字母和数字的汤及麦片粥。我们给他吃不同颜色的冰淇淋，以便给他一些认识各种颜色的机会。有一段时间，我们家的冰箱里放满了许多不同颜色的冰淇淋。

我们发现思谛也喜欢玩一些电脑游戏，我们就买了一些拼音软件游戏。这个游戏真的启发了思谛学习的动机。由此展开了拼字学习曲线。

我们也发现思谛很喜欢在厨房做些事情。他喜欢帮忙做糕点，于是我们买了一些烹饪书当成他的读物及练习拼字的工具。每次我们带他去书店，首先他会去看的就是烹饪书。假如你不知道他有孤独症，看他站在烹饪书柜前读书的样子，你一定会想，他是一个对烹饪很有兴趣的人。我们家的许多亲戚和朋友都知道思谛对烹饪书感兴趣，于是常在他生日或圣诞节时买些烹饪书当礼物送给他。现在我们家的烹饪书已摆满了两个书柜，他常常会去拿几本烹饪书读一读。

逸周：有时，美玲与思谛从杂货店回来，美玲会发现有些物品不是在她列进去的采购单子里，而且她也不记得拿过这些物品。后来她才知道这些物品是思谛心中所盘算的烹饪计划中的食材。虽然他无法吟诵任何诗文或引述任何有名的文章，但是他却记得烹饪计划里需要的材料。现在他比很少进厨房的我知道并能烹饪更多的食物。

当思谛还很小时，我们曾给他买过一辆前轮很大、后面两轮很小的三轮车，在我们当作运动场的地下室里，他很快就学会骑。当他 4 岁大时，我们给他买了一辆一般小孩子骑的三轮车，在大人的陪伴下，他可以在我们和邻居的车道及旁边的人行道上骑。

但是，当我们把他放在装有训练轮的脚踏车上，让他学着骑时，我们注意到他很害怕及紧张。他也学不会使用刹车。经过多次尝试也不成功后，再加上我们也觉着他不可能学会所有的交通规则，于是我们决定买辆双人自行车，这样思谛就可以和其他小孩一样享受骑自行车的乐趣了，而且也可以让我们全家人享受一起骑车的快乐。

我们告诉思谛在过马路时要先看两边，但是到现在，他仍无法明白这两个字的意思。他总是一边把头转到右边再转到左边，一边说"看两边"，之后就穿过马路，不管路上是否有车子。教他如何遵守交通规则，仍是一个需要继续学习的功课。

当思谛快要到青春期时，他开始长胡子。首先我们想着要如何教他使用一次性的剃须刀。接着我们又担心他会因使用剃须刀而像"正常人"一样有时会伤到自己，我们也不确定他是否了解剃须刀钝了要换新的。

我们决定教思谛如何使用电动剃须刀，那样比较安全。但是在用电动剃须刀时产生的震动，不是思谛及其他孤独症人士会喜欢的感觉。一般人使用电动剃须刀时，是用手移动剃须刀的，即使教了他很久，在刮胡子的时候，还是转动他的脸来刮胡子。

另一个问题是，思谛与他相似的人并不真正关心及知道胡子是否刮得干净。这是一件一直不容易教导的事情。到目前为止，大部分的时间，思谛几乎都能记得刮胡子，但是要真正学会"刮干净"，仍然是一条漫长的路。

美玲：当思谛在接受学前训练课程时期，老师们带着学生到附近的游泳池游泳。很多年的夏天，我们都带思谛到复健中心参加游泳活动，这个课程是专为有特殊需要的孩子设计的。一开始，每次我带思谛去参加，他都不加入组织，只待在泳池旁或是到处走走。他似乎一点儿兴趣都没有。我记得他的教练必须抓着他的手，使其加入其他孩子所围成的圈圈中。

在思谛10岁那年的夏天，有一位大学生在暑假时当游泳教练，他开始给思谛单独上课。他好像才比较喜欢游泳。几年后的某一天，当我们在游泳时，思谛也开始自顾自地游起来。他可能很久就注意其他孩子在游泳了，只是他还没有准备好要加入他们当中。不管怎么样，我们非常惊讶及高兴的是，他终于喜欢游泳了。

如今，每年夏天，他都会在我们家附近的游泳池游泳。当我们去旅行时，他也很喜欢在我们住的旅馆的泳池游泳，看到他在泳池里自由自在的样子，我们感到很快乐。

从教思谛学习知识到与他一起工作，我们学会要有耐心，要了解他的强项及弱点。我们也从照顾像思谛这类人中学到丰富的知识及经验。延伸来说，我们和思谛及那些与思谛相似的人的关系非常像种子与农夫的关系。我们听过基督说的一位农夫播种的故事，当他撒下种子时，有的种子落在路边而鸟会来吃；有一些落在岩石处，那里没有很多的土壤，尽管它们长得很快，但土壤很薄，当太阳出来后，这些植物就被灼伤了，枯萎了，因为没有根。其他落在荆棘处的种子，因荆棘长得很快而被闷死了。而有些种子会掉在好的土壤里，会有 100、60 或 30 倍的收成 （马太福音第 13 章，3 ~ 8 节）。

通过教导与训练思谛，我们也相信基督要我们成为有收获的农夫，知道如何播种农作物，才能获得丰收。

第四章 勇于管教

教养孩童，使他走当行的道，就是到老他也不偏离。

箴言 第二十二章 第六节

你们作父亲的，不要惹儿女的气，只要照着主的教训和警戒养育他们。

以弗所书 第六章 第四节

从很早开始我们就认为食物及饮水是神给的非常珍贵的礼物。当我们开始喂思谛婴儿食品时，就很清楚地让他知道，我们给他的食物和饮料，都必须吃完。他一向也都很遵从。

逸周：有一天，美玲给思谛几汤匙婴儿食品，他开始作呕，然后就吐出来，但他很快又把食物塞进嘴里，尝试吞下去。然后美玲又给他几汤匙，他还是作呕并吐得更多，即使这样他仍在尝试把食物捡起来再吞下去，接着就哭了。我坐在旁边观察了整个过程，开始怀疑他的喉咙可能有问题，因为他一向都很听话。我告诉美玲我的怀疑，于是美玲给他喝一些水，然后我们检查他的喉咙，果然发现扁桃体又红又肿，他当然无法吞食物。我们觉得好愧疚并向他道歉，同时也夸他这么乖巧。

美玲：就我的记忆所及，在成长过程中，我们的家人从不浪费食物，除非有些食物已经坏了。所以我也教育我的孩子同样要尊重食物。但是，在那一天，思谛给了我一个难题。他不仅吃得很慢，还把一些食物吐出来。最让我难过的是，后来才发现是因为他的喉咙痛，我才停止喂他食物而改为喝果汁。

有一次，我们去一家中国餐馆吃晚饭，那是一家会烹饪鸡的不同部位的餐馆。和我们一起去的一位有高功能孤独症的朋友说，中国人一定很穷，没有许多食物吃，所以他们吃鸡的每个部位，而且从不浪费食物。她说得好像有一些道理。

在思谛还小的时候，我们就训练他要把给他的所有食物吃完及饮料喝完。他不是一个挑食的孩子，也不会拒绝别人给他的任何食物或饮料。如此一来，他也不知道什么时候，该告诉别人他已经吃饱了或快吃不下了。

在他约 10 岁大时，有一次，我们带他去参加一个为许多类似我们的家庭所办的野外聚餐。在他吃了一些东西之后，我们让他到处走走，像其他小朋友一样，到别人家的餐桌认识其他朋友。大部分这些家庭的成员都认识思谛，就很自然地给他一些食物。不一会儿，他就回到我们的餐桌，开始吐起来。从那以后，他学会如果吃得太多就会吐。所以我们必须教他练习向别人说"不要了，谢谢"，并让他们知道他已经饱了。不管怎样，至今他还是继续维持这个把别人给的食物吃完及喝光饮料的习惯。

我们平常在用餐时，会给他合理的食物量，这样他就不会吃得太撑。

逸周：当思谛 2 岁大时，他开始尝试晚睡。我们把他放在床上，给他读个短篇故事，亲亲他说晚安，并调弱灯光及关上他的卧室门。不到 5 分钟，他就会爬起来走出房间。经过好几个回合的战争（或许他认为这是游戏），我走进去，在床上陪着他，抱着他，不让他爬起来又跑出房间。这种体力挣扎有时会持续半个小时，直到我们都累了，他才会睡着。

这种情况持续约一个月，之后他似乎得到一个信息，如果他不喜欢被压在床上，就最好乖乖地待在床上，尽快睡着。

思谛大约 11 岁时，他喜欢在床上跳上跳下。我们一直担心他可能会因意外受伤而摔坏骨头。我们试着让他明白这不是一个恰当的行为。但不管我们怎么对他说，好像都没什么效果。最后，我们了解到一个人站在水床上不容易保持身体平衡，而且水床不会有足够的反弹力，让一个人在上面跳来跳去，于是我们就买了一个水床，看是否能阻止他跳上跳下的行为。结果发现，不仅他停止跳床，还解决了早醒的问题。

在买水床的前几个月，他常常在清晨 5 点左右就醒了。他会在他的房间里发出叽里呱啦的吵闹声，或者他会在床上跳上跳下。我们当中的一位就必须去安抚他及陪他，这样另一个人才能多睡一会儿。也不知是什么原因，水床改变了他睡眠的时间，让他睡到 7 点左右。从此他也不再有睡眠问题。

我们在 1986 年离开爱荷华城时，把他的水床送给了一位朋友。但我们可以肯定的是，水床给了他很好的睡眠，因为即使到现在，他还常常拿出有他房间照片的相册，指着相片上的水床说"水床"。

在过去的 25 年，思谛的睡眠情况一直很好。他有良好的睡眠习惯。首先，他会听喜欢的音乐约半小时。其次他在日记本上写当天他做的事情，以及到过的地方。再次他会量血压及脉搏并做记录。接着准备好他第二天要穿的衣服。最后他会亲吻我们说晚安并回房间睡觉。

我们平常会和他讨论第二天早上该几点起床。在他去上班的日子，要在6点钟起床。但是在不用上班时，他喜欢睡到9点钟。很奇妙的是，他可以准时起床而不用闹钟。

在过去的二十几年，思谛从未有严重的睡眠问题。有一件事，我常常希望自己可以像他一样，那就是，当我们去旅行时，一上了飞机，思谛就会调整好座位，然后不管飞机飞行多长时间及多远的距离，他都能入睡，直到飞机降落到目的地。

美玲：思谛8岁大时，当他遇到挫折时，他开始出现一些自伤行为，例如当食物或汤太热时、因吃得太快而咬到自己时、无法让玩具做出他所要的方式时或是他的需求被否定时，他会打自己的头或下巴，或是咬自己的手。他的自伤行为在家或在学校都会发生。通常他会打自己的头三四次，或是很用力地咬自己的手而留下齿痕。

当我们第一次碰到他的自伤行为时，我们告诉他"不可以这样做"，或是试着转移他的注意力。可是这种方法没有效果，他继续更用力地打自己，并且更加生气。

这种行为持续好一阵子，甚至变得更严重。有一天，他又开始打自己，因为不让他玩某一种玩具。逸周很快就抓住他的手并打它及大声喝斥"不要再打头了"。

他被这个突然的打手动作及大声吓到了。他停下来并很安静地注视着我们。我们告诉他打自己是很不好的行为。他没有哭，我们给了他另一个玩具，他拿过去并开始玩起来。

在这个事件发生以后，他的手被打了好几次。不久以后，我们开始注意到，当他遇到挫折时，他会很快地把手举起来，想打自己或咬自己。但是他的手会在离头或下巴一寸远处就停住了，他好像记得，如果打自己接下来会有什么后果。逐渐地，他可以控制自己的手及有时只做要打的姿势。有时他会说"会痛"(hurt)，其他时候他会告诉自己"不可以打"(no hitting)。这样的反应持续至今，而且复发的频率已经非常非常低了。我们已经有很久很久没有看到他做那些手势了。

我们不是在这里鼓励或赞成体罚。这一定是要到最后才做的事。我们希望能有好的且有效的方法来处理思谛的自伤行为。我们说这个故事，主要是想指出在某些非正常情况下，有一种叫"厌恶行为治疗"(aversive behavior therapy) 的方法，适当地使用，可能会有快速的治疗效果。假如一个孩子严重的行为问题拖得太久，就会使每个照顾他／她的大人精疲力竭。从另一方面来看，不是所有的"厌恶行为治疗"方法都是不人道的干预，只要它不变成"体罚或虐待"即可。

在思谛年龄还小时，他唯一担心的是改变他的日程。他一点儿也不喜欢已经订好的日程被改变。当他得知有某一个活动必须取消或重新安排时，他会问许多遍同样的问题，比如"没有棒球赛吗？"

不过，当他开始了解"改变计划"及"下一次"的意思后，他变得越来越少啰唆。今天，如果他得知某个计划或活动必须改变或重排时，他会说"改变计划？"或是"下一次？"假如这个活动或事情已经记录在家庭月历上，他会说："擦掉？"然后把它从月历上擦掉。接下来他会继续做当时正在进行的事情，一点儿都不啰唆，也不会发脾气。

第五章 在适当的土地栽培，使其昌盛繁茂

恩赐原有分别，圣灵却是一位；职事也有分别，主却是一位；功用也有分别，神却是一位，在众人里面运行一切的事。

哥林多前书 第十二章 四至六节

可见栽种的算不得什么，浇灌的也算不得什么，只在那叫他生长的神。栽种的和浇灌的，都是一样，但将来各人要照自己的工夫得自己的赏赐。因为我们是与神同工的；你们是神所耕种的田地，所建造的房屋。

哥林多前书 第三章 七至九节

在确认思谛有孤独症后，我们花了许多年的时间积极地做临床研究，希望能了解什么是孤独症，以及是什么原因引起孤独症的。我们的研究结果在许多期刊发表，我们也比较了解一些什么是孤独症。而且这些研究成果也让其他研究者发现又一个寻找孤独症原因的新方向。从我们自己的研究结果及其他同侪在这个领域的研究，我们对孤独症有了进一步的了解，而且我们还需要用许多年才能发展出更新的技术，帮助我们找到孤独症的原因及有效的治疗方法。

与此同时，思谛逐渐长大，但他在社交、语言及认知发展上还是很有限。我们认识到，在可见的未来，没有人会有行之有效的治疗方法，可以改进思谛因孤独症引起的这三部分的困难。 虽然如此，我们尝试去发掘思谛身上的优势，并决定应该从那些可能的优势开始努力。在那时候，我们发现思谛很喜欢帮美玲做厨房里的一些事。我们也发现当他和我们一起去购物时，他很喜欢把顾客们随手乱放的东西放回到原来的货架上。

我们想应该有一些工作，他是可以学习去做的，而且会乐在其中。我们需要做的事，是让社区的人们改变对像思谛一样的人的态度，并进而愿意帮助他们，给他们工作的机会。当然，他们也需要得到工作中同事们的支持与接纳。

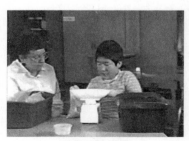
早期职前训练

我们有了这些新的想法与认知之后，就去见他的学校团队，并与他们讨论，请他们在学校里增加职业能力训练的时间。那时候，思谛是 11 岁大。

自从思谛表现出对厨房工作很有兴趣后，学校的老师就开始尝试教他如何阅读简单的食谱并照着去做。为了做杯子蛋糕、薄饼及饼干，思谛学会了如何使用厨房里的工具，如量杯、磅秤及其他厨房用品。在每次课程结束后，他班上的所有老师及同学们都能有点心吃。每个人对这样的职能训练都感到快乐及兴奋。

在学校的厨房里，他也会花一些时间学习如何使用洗碗机，并帮助他人做清洗碗盘等清洁工作。我们很感激他的学校和老师提供这样的机会，让他学习并练习这些工作技巧。

在家里，我们教他学做中国菜。最早我们教他学包饺子，这在中国餐馆是很普通的一道主食。包饺子有好几个步骤，在这些步骤中，思谛可以学会看食谱、估量食材、擀面皮及用电磁炉煮饺子。我们想：如果他能熟练学会这些技巧，或许他将来可以在一家中国餐馆找到工作。

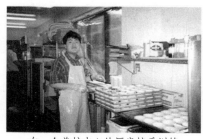
在一个养护中心的厨房接受训练

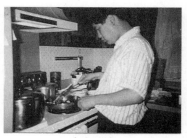
在家炒菜

　　我们都是来自中国南方，在成长过程中习惯吃米饭，很少吃面食。但是为了鼓励思谛的学习及让他有更多的机会练习，在那段日子里，有好几个月，饺子几乎成为我们家的主食。

　　在思谛年纪大一些时，我们开始给他尝尝一些日本料理。美玲也开始在家里做寿司。思谛喜欢看她怎样卷寿司，很快他就要去帮忙。他学会先把做寿司要用到的所有工具及食材摆在桌上，然后他帮忙把食材放到海苔片上。经过很多次练习以后，他自己就能卷寿司了。不管什么时候，只要告诉他做寿司，你就会在他的脸上看到一个很大的笑容。他很喜欢卷寿司，也很喜欢吃寿司。

　　今天，思谛能做一些简单的烹饪，他知道如何为自己或全家人做简单的菜肴。他会用电饭锅煮饭，知道如何用锅蒸、炸各种食物。他也会用微波炉烹调"电视晚餐"，或是加热剩菜。

　　他会阅读一些冷冻食物的烹饪方法并放进烤箱去烤。当美玲在厨房时，他是一位非常好的帮手，我们有时会戏称他是"蔡餐厅"的副主厨。但是，他喜欢称自己是"甄能煮"（Yan can cook），这是一个陪他成长且很喜欢的电视美食节目。现在想起来，他是在10岁左右开始看这个"甄能煮"的电视节目的。他是自己从我们家的黑白电视里发现的这个节目，或许这牵起他与烹

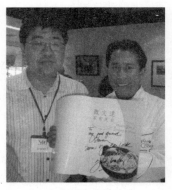

和名厨甄文达合照

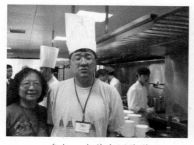

参加一个美食团旅游

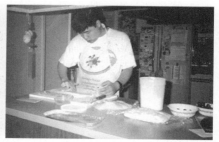
在家做荷兰点心

饪的缘分。后来，我们发现电视里的主厨甄文达 (Martin Yan) 是美玲小时候的朋友，数年后我们还参加了他办的中国美食之旅。

思谛读高中的融合教育方案时，他很喜欢与普通学生一起参加烹饪课程。有一年，他的特教助理老师协助他在当地的一家养老院找到一份培训工作，在那里他学习为养老院的住民准备一些食物的技巧及照程序把食物放进餐盘中。但是经过一年的训练后，当我们去问该养老院的经理，在思谛毕业后是否愿意聘用他时，他的答案又让我们失望。

直到现在，他还是没有机会去一家餐馆工作。但是思谛继续为他的朋友及家人，在家烹饪或烘培一些食物。他拿手的是在圣诞节或一些特别的场合时，做荷兰杏仁饼点心。

在小学时，思谛的老师教他如何从广告单及报纸上剪下一些优惠券。有一阵子，许多普通班的老师也拿他们的报纸给思谛剪优惠券。他会把剪好的优惠券分别用信封装好再交给他们。

在家里，起初他会剪下所有的优惠券，不管我们是否需要，例如包括狗或猫食，而我们并没养宠物。但为了不减少他做事的热情，我们会偷偷地把不需要的优惠券放到垃圾桶里。但眼尖的他会看到，他会再捡起来并放到原来那堆优惠券里面。不过，告诉他几次我们不需要这些优惠券后，他也逐渐学会跳过剪我们不需要的那些优惠券。当他发现一些不熟悉的优惠券时，他甚至开始问："不是优惠券？"直到今天，他还是喜欢剪优惠券，而我们在购物时也一直使用。

在学校，思谛约 10 岁大时，他的老师开始教他如何在大办公室里帮忙整理一些教学资料并放回正确的位置。有时候，有一些资料被放错柜子，思谛会发现这个错误并把它放回正确的地方。

在家里，我们先讨论去杂货店采购的物品，以便我们到了杂货店后，就可以比较快地拿到要买的东西。当我们回到家后，思谛练习把买回来的物品归位。而且我们要他知道并记得每件物品放的位置。为了让思谛有机会学会这些技能，我们改变了购物的时间，选择顾客较少的时候去购物。我们先分给思谛一份很少的购物单，让他自己去采购那些易找、也易拿的物品。最初，我们要花较长的时间采购，但逐渐地经由思谛的帮忙，我们花很短的时间就买完所有要的东西。

思谛的老师也要求他学习在家如何洗衣服。为了帮他能够完成洗涤的过程，我们写了一个计划，里面包括洗衣服的详细步骤，这样可以让思谛比较容易学会如何洗衣服。思谛依照每个洗涤步骤，一步步地学习。首先，他要把衣服一一放进洗衣机里，这对思谛来说是一件容易做到的事。接下来他要学会把洗衣剂放进洗衣机。很快他就学会如何让洗衣机运转，其实我们没有花很多时间，就让他学会了整套洗衣服的程序。

等衣服洗好后，思谛会把衣服放进烘干机，然后让烘干机运转，烘干后，他会把衣服一一折叠好。

为了保持他学会的新技巧，又能继续每天忙着做一些家务事，思谛几乎每天都帮忙洗衣服及烘衣服。我们小镇的水电公司一定很高兴，因为我们给他们带来了财务支持。

现在，洗衣服、烘衣服、折叠衣服就是他在家负责做的工作之一。

当他年纪大一些时，我们开始教他如何烫衬衫。同样，我们把这份工作分解成几个小步骤，一步一步地教他。首先是熨烫领口，然后是袖子，最后才是衬衫的前面与后面。当他开始学习使用电熨斗时，我们让他

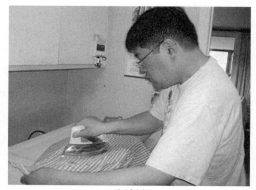

烫衬衫

烫了很多件衬衫，甚至于不用烫的衬衫也让他烫。现在只要我们告诉他，有些衣服或床单等需要烫，他就会很高兴地去做而不需要太多的监督。

我们也想到教思谛如何擦亮皮鞋，于是买了一组用木盒装在一起的擦鞋工具。然后我们坐在椅子上，把穿着鞋子的脚放在木盒上，让他开始学习用刷子从装了鞋油的小盒子里沾鞋油，然后涂在鞋子上，再用擦鞋布逐渐地把它擦得光亮，思谛很快就学会了。

有一次，在台湾旅游时，我们让车站的擦鞋人把思谛的鞋子擦得光亮，他跟擦鞋人学到了一个让他很兴奋的如何擦亮鞋子的宝贵方法。

我们尝试教思谛打扫家里的卫生，但这却不是他擅长的工作，因为他没有能力去判断镜子、水槽、浴缸是否干净。他最不拿手的活的是打扫灰尘，因为他没有"干净"和"肮脏"的概念。我们要经常指导他或者重复打扫已清洁过的地方。但是他从不抱怨这些工作有多难，总是只想帮忙。

美玲：学习使用吸尘器对思谛来说是很容易的事情，他很快就学会了。可是，我们必须确认他的确把整片地毯都吸过而没有遗漏的地方。有一次，我们发现地毯上有一块儿地方没有清洁好，我们告诉他不满意。于是他再用吸尘器去清理，还是不干净。这时，逸周把吸尘器倒过来检查，才发现原来是驱动皮带断了，刷子无法卷起脏物，这根本不是思谛的错。于是我们就换了新的驱动皮带，思谛又高高兴兴地继续将其余的地方也吸干净。

我们家有一个还算大的庭院，我们请思谛和他弟弟帮忙做一些院子里的工作，例如在秋天帮忙扫落叶及冬天帮忙铲雪。接着我们就想应该可以训练思谛用割草机除草，当然他很快就学会了使用的技巧。虽然有时他割草后，我们发现草坪有些草还是很高，可见他割草割得不尽理想，尽管如此，草坪也算是割过了。

这25年来，他一直做夏天割草、冬天铲雪的工作，是多么棒的一位好帮手啊！

夏天，院子里的草长得很快，他也学会了用割草机。有时，逸周还抱怨他的锄草乐趣被思谛的热心帮忙剥夺了。思谛不管怎么样，都很乐意帮助我们做庭院的工作，他从不抱怨，一直面带笑容地帮我们。我们常常看着他并告诉对方，如果工作场所的员工都有像思谛的工作态度，那该有多好。

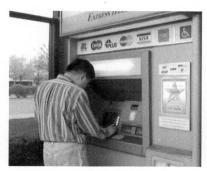

在自动取款机取钱

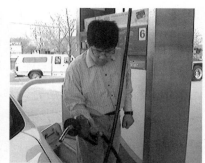

帮忙加满车子的汽油

我们训练他帮家里的车加汽油，他也学会使用信用卡付汽油费。在密歇根寒冷的冬天，我们能坐在车里等他帮忙加满汽油，对我们来说这是一个非常特别的服务。他总是很快乐地帮忙，而且好像很自豪的样子。

思谛12岁左右时，我们注意到，当我们带他到超市买东西时，他会到处走走，把一些顾客拿了看看、又不要且随手乱放的东西放回原来置放的地方。

我们知道这是他的自闭症状之一，坚持维持原状。但我们开始思考，商店确实需要有人做这样的工作，而思谛只是免费帮他们做而已。所以在这样的地方是否有可能有个工作机会呢？他似乎已表现出非常乐意做这种工作的样子。

我们与他的学校团队讨论这种职业的可能性，我们想他甚至有可能学会如何将价格标签贴在商品上，然后放在展示架上。因为他的年纪还小，他学校的团队还不能送他出去接受驻店工作训练。不过，他们很快就开始在校内的图书馆训练他将来在图书馆工作的技能。

思谛17岁时，他的助理老师帮忙与一家家庭管理的杂货店（他在上大学期间曾经在那里当过店员）商量，让思谛在店里进行驻店工作训练，店老板同意了。当店老板及其他的正式员工发现思谛的工作表现越来越好，就逐渐拉长他在店里接受工作训练的时间。

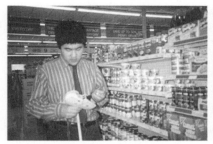
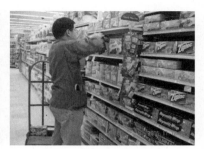

在一个药品杂货店受训　　　　　　在一个药品杂货店上班

　　刚开始时，他先学习把一些用过的纸箱拉平后，再把它们放进回收箱中；后来他就开始学习用标价机将价格标签贴在每一个商品上，然后再把那些商品放在售货架上。

　　不久以后，这个商店的老板还很亲切地付他一些薪水。

　　在小商店进行约一年的工作训练后，他的老师就极力说服镇上的一个连锁商店经理，让思谛在那里接受工作训练。思谛在上高中融合教育方案的最后 3 年，每天下午他都坚持在这两个地方接受训练及上班。

　　大约在那同时，思谛接受工作训练的那家药品杂货店来了新的经理，他听说过思谛在受训期间的良好工作表现，因此他愿意聘任思谛为部分工时的员工。他要负责标价及把商店的货品排列上架，他的工作教练只要在旁边确定思谛能知道商家对工作的要求就可以了。

　　思谛是一个值得信赖及努力工作的员工。有时，我们告诉他的上司，思谛可能会请假一段时间，和家人一起去旅游。你可以看出来他的上司有点忧心忡忡，思谛不在的这段时间，他可能会缺少一个好帮手。

思谛在高中参加融合教育方案时，他的计算机老师以前从未教过特殊学生，但她花了很多额外的教学时间简化一些学习的方法，帮助思谛学习简单的软件，如 word、excel、在线电子表格等，我们非常感激她的敬业精神及耐心。

大约在那同时，思谛的特教助理老师知道安娜堡市的所有公立学校的图书馆，必须把旧的图书索引卡系统换成新的计算机系统。这样，他们需要把旧的图书索引卡的资料输入新的计算机系统。她要求学校主管们让思谛做打字及把资料输入计算机系统的工作，他们也同意了。这些都不是很容易做的工作，但是思谛的助理老师及美玲非常努力地去确认他把工作做得很完善。我们真的很骄傲，他能有耐心及专心致志地做这些单调沉闷的工作。

后来，有人介绍了一种新的治疗方法称为"辅助沟通"（Facilitated Communication），可以帮助有孤独症的人。他们声称具有完备训练后的成人，扶着孤独症孩子的肩膀或是手肘，他们就可以打出自己脑中

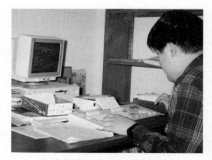

把数据输入新的计算机系统

想要的需求、事物或说出想说的话。许多人问我们是否用过这个方法。

当被要求"照样（拷贝）打字时"，思谛已经知道如何用电脑拷贝并打出那篇文章。假如他已经有能力运用词语表达自己的需求或是想法，那么他根本不需要别人扶他的肩膀或手肘。我们从未让他尝试"辅助沟通"。当然，一些强力支持"辅助沟通"的朋友及同事听了很失望。但这种训练方法在多年之后，也逐渐被孤独症领域的专业人士们放弃了。

逸周：有一天，我在大学图书馆里搜集我的研究资料，我发现有两位大学工读生推着手推车，把桌上的书或期刊放到车里，然后推到一个角落，再把这些书及期刊整理好后放回到书架上。我想这个可能是思谛在图书馆工作的一个机会，于是我向美玲说起这件事，她也欣然同意。我们给思谛的老师发了一个短信，提到让思谛在学校图书馆做工作训练的想法。

我们知道要思谛推手推车并把书及期刊回收的工作，对他来说不困难，但是我们不确定他是否能养成很好的判断能力，而不会把别人还在用的、看的书也收到推车里。

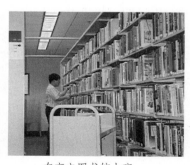
在市立图书馆上班

在我们与学校团队的会议中，我们讨论如何帮思谛找到图书馆的工作。他的老师建议先专心训

49

练他把书及期刊等分门别类放到书架上，这样的工作内容不需要知道阅读的人是否已看完，但他需要知道书及期刊的索引，才能把它们正确归位。

有些书是用字母系统归纳，而有些则用数字系统归纳，无论如何，我们决定在家与在图书馆教他学习这两种系统。结果，他很快就学会数字系统的使用。但是对于字母系统的学习，则要先让他学会字母顺序，这个花了比较长的时间。

我们持续训练他练习不同的系统，是因为工作的要求经常在变。他在镇里的几个学校及市分支的图书馆继续接受训练。他的助理老师一直在训练场所陪伴他。

到了夏天，美玲陪他在我们家附近的市分支图书馆做义工，而且做了许多年。另外，有好几年，他也把精力和时间投入在教会办事处，帮他们折叠及钉好星期天的聚会程序表及公告单。

思谛在高中毕业那一年，被市立图书馆聘为部分工时的图书回收员，每周工作 15 个小时。他的工作督导正好是以前思谛在市分支图书馆训练时的一位正式职员，她对思谛的工作能力很肯定，并积极建议他能在市立图书馆工作。

在思谛上班的那一组员工当中，他是一位最稳定的员工。他被指定的工作区总是照顾得很好并井然有序。他的许多同事是工读的大学生，他们常常不会干很久，很快就转换其他的工作。现在，思谛在他的职场已成为少数资深的员工。

经过了 3 年驻店工作训练后，思谛已经 19 岁了。我们相信他已善用特殊教育所提供的好处。虽然密歇根的特殊教育条例中，允许像思谛这样的孩子在学校就读到 26 岁，但是我们决定还是让思谛离开学校，专心做他两个部分工时的工作。

思谛仍然需要他的同事及督导帮忙，他们对他非常友善并尽可能帮助他。有许多年，从地区支持就业机构指派来的职业导师，会到思谛工作的地方，让思谛的老板保证：如果思谛出现了什么问题，专业人员的辅助会马上到来。美玲也花了许多时间，在思谛上班的地方陪着他。到目前为止，他的工作表现一直很好，也得到像其他员工一样的加薪。

第六章
一个被误解的无辜者

你们不要论断人，免得你们被论断。因为你们怎样论断人，也必怎样被论断；你们用什么量器量给人，也必用什么量器量给你们。

马太福音 第七章 一至二节

人带你们到会堂并官府和有权柄的人面前，不要思虑怎么分诉，说什么话；因为正在那时候，圣灵要指教你们当说的话。

路加福音 第十二章 十一至十二节

思谛 4 岁大时开始上学前特殊学校。当他第一天坐校车去上学时，我们十分紧张。尽管我们知道他很喜欢和我们一起旅行，搭车时也表现得很好，但是我们不确定他坐校车是否也一样好，结果是他也很爱坐校车，没有出问题。

有许多年，他坐校车一直都没出问题，直到 9 岁那一年，有一天，美玲照常在下午 2:30 左右到屋外人行道边等他的校车，他像往常一样戴着笑脸下来。但那天校车司机却也跟他一起下了车，而且看起来很生气的样子。

司机跟思谛说："告诉你妈妈，你在校车上做了什么？"

当美玲看到校车司机生气的表情及所说的话，一时被震撼住了。我们知道思谛根本是不会回答她的任何话的，因为他的语言表达能力还没有发展出来。

校车司机告诉美玲，思谛在车里跳上跳下，而且不断挥动他的手，想要引起她的注意。她无法口头制止他的捣乱行为，闹得她无法专心开车，因此她很懊恼。

这位年轻司机是一位部分工时的大学生，而且对她来说这是一个新工作。她以前没有与特殊孩子互动的工作经验，她也没有足够的职前训练。她不知道思谛有孤独症。所以她不知道思谛的拍手行为是他的自闭行为，而不是要引起她的注意。她也不知道思谛听懂别人说话的能力非常有限，而且他没有任何语言表达能力。

后来，我们发现，思谛平常都是坐在校车靠窗户的位子，他喜欢通过窗户看外面。不知为什么，在那一天，他坐在过道的位置。

当校车开进我们家附近的街道时，或许他是准备要下车，而且很兴奋，做出所谓"要引人注意"的拍手动作和在过道上跳上跳下，却被这位新的又没有经验的校车司机误认为是"捣乱行为"。

我们非常生气的是学校负责人竟然安排一位既未接受过特殊教育学生工作训练，又没有给予有关特殊学生信息的人来当驾驶员。我们与学校方面的权威人士约了时间去讨论这个问题。我们得知这是一个非常态的情形，而且也获得承诺，将来要雇用给特殊学生开校车的驾驶员，一定会给予他们充分的信息及训练。

美玲：某一个夏天，我们决定送思谛去参加一个基督教会办的夏令营。营地就在我们小镇的附近。所有的人要在外面住一个星期而不要家人陪伴，我不确定他是否能适应，所以我志愿当女生宿舍的咨询师，以备思谛有任何状况发生时，我可以就近照顾他。

他似乎适应得很好，也很享受露营的活动，但他仍然没有能力与其他营队队员沟通。有一次，我注意到其中一位队员穿了思谛的衬衫，而我不想大惊小怪地去处理，就让这件事过去了。其他咨询师大都是高中学生，我想他们可能不会注意到这种小细节。

有一天，一位咨询师来找我，并告诉我思谛拿了他的钱包，因为他发现钱包在思谛的行李里。我对于所听到事情很不高兴，思谛从来不会在意不属于他自己的东西，而这位咨询师却指控思谛拿他的钱包。

当然，思谛无法为自己辩解，他没有语言能力告诉我们到底怎么了。他甚至对金钱都没有概念，真不知他拿别人的钱包要做什么，我想我们永远也不会找出答案。

思谛开始在药妆商店进行定点工作训练后，不久，他的工作教练注意到，当顾客接近他并请他帮忙时，他不是毫无反应就是不说一句话就离开顾客。通常当他没有反应时，是因为他听不懂顾客的问题，但是他没有语言能力告诉顾客他的困难。有时，他离开顾客是因他知道顾客要的东西在哪里，但他没语言能力告诉他们说"跟我来，我会告诉你东西在哪里"。他只认为顾客应该了解，而且会跟着他走。

有些比较有善心的顾客会告诉自己"他一定是外国人，而且不懂英文"。可是，有些顾客就很生气，向店经理抱怨这个无厘头的职员。

他的工作教练和我们讨论这些问题并想找出一些解决的方法。开始我们尝试教他，当有人走近他，对他说话或是问他问题时，只要告诉他们"请问前面的柜台"。

很快，我们就发现这个新策略不管用，因为思谛的声音太小且有严重的构音问题，顾客们通常不理解他在说什么。

接着我们决定做一张像明信片大小的卡片给他，在卡片上写着"抱歉，我无法帮你，请向前面柜台询问"。我们训练他，当有人走近他并问他时，可以把卡片给他们看。这个方法似乎有一些效果，因为有一个暑假，他的弟弟也在那家药妆店打工，有一次，他走过去要和思谛说话，思谛拿出卡片给他看，叫他"请询问前面柜台"。

可是，使用这个卡片又有另一个问题。常常，还没等顾客看清楚卡片上写的是什么，他就把卡片晃过收起来。有些顾客会走开找其他的职员寻求帮助，但是也有其他的顾客会向店经理抱怨。

有一天下午，一位老妇人来到店里，要思谛帮她找一些东西。思谛没有反应。我那天正好也在店里，我试着向她解释思谛有沟通障碍，她很不悦地说："那他就不应该在这里工作！"

思谛的工作伙伴已经能理解他的困难，当他们看到顾客对思谛说话的时候，他们会很快走过去并协助顾客。

当思谛在药妆杂货店工作时，还发生了一件事情。有一天，有一位外来的业务员在冷藏柜里面卸完货后出去告诉店经理说，他看到思谛在冷藏柜后面打开汽水瓶盖。若是一般职员做这种事情，他们会因此被辞退，但店经理希望让这件事就此过去。他建议我们在思谛上班前先给他买一瓶汽水带来上班。但是思谛除了在某些特殊场合，他已经有多年没有喝汽水的习惯。一方面我不要他有这个习惯，另一方面我们想有没有可能是，因为思谛已被训练要从架子上把过期的饮料拿出来，所以他会盯着瓶子而不是去喝它？而在冷藏柜后面的灯光不是很亮，所以可能业务员做了错误的结论？

有时，我也会看到冷藏柜里有空的汽水瓶，或许这是其他职员的私人物品。可是思谛没有能力为自己辩护，或是让我们知道到底发生了什么事。不管在家或在其他地方，他从来就没有这样的行为。我实在很难相信他会做出这种偷喝汽水的事。不论如何，从那时开始我常常叮咛他"不要打开冷藏柜里的瓶子"。从此，我们没有再遇到类似的问题。

几年来，在另一个工作的地方也发生了一件事情。有一天，思谛工作的图书馆督导告诉我们，有位女性职员抱怨思谛"把他的手放得太靠近她的胸部"。

每当我看到思谛挂在胸前的名牌翻到背面，我经常会给他翻成正面。会不会正好是这位女同事的名牌翻到背面了，而思谛要帮忙把它翻成正面？我们不知道真正发生了什么事，思谛没能力去解释，去为自己辩解。

数年后，在退伍军人节那天，在图书馆我看到类似事件的发生。一位退伍军人穿着制服坐在用餐区喝咖啡，他的一位朋友靠近他，并告诉他名牌反了，这位荣民就把他的名牌翻正了。它让我想到，是否可能数年前思谛也是类似的情形？我真希望他能告诉我们到底发生了什么事。

几年后，在他工作的地方发生了一件较严重的事情。在每个领薪水的周三，思谛会去经理办公室拿他的薪水支票。他已经这样做有好久了。一个周三后的日子，我们收到他的督导写来的一封抱怨信，说"思谛跟随一位女性职员到经理的办公室，示意她坐下，并开始要坐在她的腿上。部门经理马上制止他。思谛离开办公室并回去工作"。这是我们得到的信息，但是思谛无法告诉我们真正发生的事。

我们只能像往常一样去猜测，思谛总是走得太快及太接近其他走在他前面的人，有一些人也许会认为他是在跟踪他们。一旦到了经理的办公室，他无法告诉经理他要拿他的薪水支票。当他看到她办公室里的椅子，他一定是说"坐下"，真正的是说他自己要坐下，而不是叫别人坐下，尤其是在他有点儿累的时候。其他的人可能理解成他叫他们坐下。因为他有限的语言表达能力，是经常造成他被误解的原因。

自从那件事以后，他的督导要求在思谛上班的时候，一定要有一位成人全天陪着他，以防类似事件再发生。

有时，思谛非常投入工作而忽略周遭发生了什么事，以致撞到别人，有些人能体谅，但有些人则会抱怨或是向其他职员申诉。

在那个时候，思谛的工作教练也不是那么理想，经常更换。而且每次新换来的工作教练不是没有被充分培训，就是对类似思谛这样的人不了解，而且排给服务思谛的时间每周也仅有几个小时，因此美玲决定开始与思谛一起在图书馆工作，当他的义务工作教练。

每个星期天，我们的教会有两堂聚会。早堂的聚会是比较传统的礼拜，大家用圣歌本唱当天选的圣歌。晚堂的聚会则是比较现代化的形式，有一些圣歌是投射在前面的银幕上，这样礼拜者可以比较容易用拍手或举起手做礼拜，而且还可以跟着银幕上的歌词唱赞美歌。

思谛 21 岁时，我们经常参加早堂聚会，但有时也去参加晚堂聚会。有几个星期，当我们参加晚堂聚会时，我们注意到思谛仍然用圣歌本，即使那些歌词已经被投射在银幕上。我们假设这是因他的自闭方式而一直沿用早堂聚会的方法。

几个星期后，在他的例行体检后，护士告诉我们思谛可能需要戴眼镜，她已帮我们约好了一个眼科门诊。对这件事我们是很怀疑的，因为思谛在家时似乎总是会看到地板上的小东西且捡起来。当他阅读烹饪书时，他从来没有出现任何视觉困难的现象。虽然如此，在他去做眼科检查前，我们试着测试他的视力。在我们开车停在交通信号标志前时，我们要他读在我们前面的车牌号码。整体来说，他表现不错，他可以读出前面车子的车牌号码及英文字母。

但是，他的视力检查证实他有轻微的近视，因此就给他配了一副眼镜。他戴着眼镜参加隔周的周日聚会，到了开始唱圣歌的时候，我们注意到他微笑地注视着银幕上的歌词唱圣歌而不再需要拿着圣歌本。只有在那一刻，我们才知道几个月来，他因为无法看清投射到银幕上的歌词，所以他一直使用圣歌本。根本就不是我们想的，因他的"自闭行为"而一直要用圣歌本唱圣歌。

有一天，我和思谛在底特律机场等飞机去佛罗里达的奥兰多，这是一趟出公差兼和家人的假期旅游，逸周在前一天已经先出发了。

当我们在等候飞机时，我们坐着看一些报纸。我坐在离思谛几个位子外的椅子上。有一些报纸放在思谛旁边的空位上。有一个人走过来，并问思谛可否借看一些报纸。思谛没有给他任何回应，那个人有点儿诧异地看看他，于是就回到座位。我听到他对他女儿说："他不会说英文。"但突然那个人领悟到一些事，并对他女儿说："如果他是在看英文报纸，就应该是会英文的。"

另外一次是当我们从韩国旅游回来，在机场我们看到一位年轻人坐在那里听音乐，他戴着耳机，我们可以知道他很享受那很大声的音乐，他跟着音乐打拍子及晃动他的头和身体，无视周遭的人们。这不就是思谛一直在做的事情吗？有时他是那么地沉醉于自己的世界或音乐里，他会跳来跳去或摇动，但是我们会告诉他这样的行为是不合适的。

在那同一次的韩国之旅，我们有一个独特的经历。当逸周在一场研讨会演讲完后，我们受邀请去参加一个特别的宴席。因为我们是会议的贵宾，被安排坐在长桌的中间。

晚餐后，大家坐在那里聊到当天研讨会的一些事情。可是我们无法了解他们在说什么，因为他们用韩语交谈，而我们从没学过韩语。这个经历让我们更了解思谛在他每天所生活的世界里的感受。

　　虽然大部分时间他无法、也不能了解人们在说什么，但是他都很有礼貌地坐着聆听。我们真的很钦佩他的耐心，而且跟他学到很多做人的道理。

　　有一次旅行是去台湾，同样是在逸周演讲完后我们受邀请去参加宴席，也是坐在中间的贵宾桌。这种安排常常让我们很紧张，不知道思谛会有什么反应。因为这一次是一个医学会议，参加的人大部分都是医生。有一些医生过来和我们打招呼，我们都站起来和他们打招呼，没想到思谛也站起来，并且和他们握手。

　　我听到一位医生向思谛说："嗨，你好，很高兴跟你见面。"看到思谛没有任何不恰当的反应，我们都松了一口气。

　　多年的握手练习，终于使思谛可以做出很可爱的动作。

第七章 失而复得的儿子

　　耶稣就用比喻说："你们中间，谁有一百只羊失去一只，不把这九十九只撇在旷野，去找那失去的羊，直到找着呢？找着了，就欢欢喜喜地扛在肩上，回到家里，就请朋友邻居来，对他们说：'我失去的羊已经找着了，你们和我一同欢喜吧！'

　　"或是一个妇人有十块钱，若失落一块，岂不点上灯，打扫屋子，细细地找，直到找着吗？当找着了，就请朋友邻居来，对他们说：'我失落的那块钱已经找着了，你们和我一同欢喜吧！'"

　　　　　　　　路加福音 第十五章 三至六节，八至九节

思谛在 1 岁之后学习独自走路时，他总是充满活力与好奇，喜欢去探索他周遭的世界，甚至自己去邻居家并检查他们的房间。

带他去商店或购物中心时，我们只能带他去可以提供购物手推车的地方。如果不把他放在推车里，那么根本无法购物，因为我们要花很多时间到处去追他。当他年龄大得放不进购物手推车时，我们要在去商店购物前做好计划。我们中的一个人必须全程陪他到处走动或是找个咖啡座休息，而另一个人就可以去采购及快速买好东西，否则陪思谛的人就会累得精疲力尽。

当他还是个小孩子时，我们带他去家附近或市立公园游乐场，他通常对游乐设备不感兴趣，他总是跑来跑去或是到处晃晃。我们常常会在他开始闲晃要离开游乐场时，叫他回来。有一天，我们想试试看他到底会走开多远，结果发现如果我们不制止他，他可能会走到几里外而不会顾及自己的安全及身在何处。

美玲：思谛 2 岁那年的夏天，我带他到我们的公寓外面走走。公寓的附近有个游泳池。我们站在泳池边的篱笆外面和公寓管理员说话，一转眼，我发现思谛不见了。我在附近到处找不到他，我好害怕，他会跑到哪里呢？

公寓管理员建议我去隔壁一栋公寓边的游乐场看看。搬来一年多了，我从未注意到有这个地方。于是我尽快地跑过街，在不远处，我看到在公寓大楼后面，有一个小游乐场，里面有些儿童游乐设备。我看到思谛坐在一个儿童游乐设备上面。在那之前，我从未注意到有这么一个地方，他是如何找到这个地方的？在那里找到他，我松了一口气，也发现他自己玩得很高兴。

逸周：大约有两个月，在我们等待爱荷华市的学校系统完成对思谛的评估时，他开始到我上班的单位办的爱荷华孤独症门诊接受早期治疗。中午，我会让他待在我的办公室约 1 个小时，我们会一起吃午餐，然后我会尝试让他在去参加下午训练课程前小睡一会儿。

有一次，在午餐的时候，我的同事来找我讨论一个紧急案例。我告诉思谛待在我的办公室并吃完午餐，我就到两个房间以外的同事的办公室，和他讨论那个紧急案例。大约 5 分钟后，我回到我的办公室，发现思谛不见了。首先，我想他可能出去看看其他人的办公室，我开始查看每间办公室并喊他的名字，在整个走廊所有的办公室都没见到他。我开始有些紧张了，因为如果他游荡到大楼的另一层楼，那里有一扇门可以通往外面且交通流量很大的马路。然后，我突然有一个念头闪过：他会不会在厕所里？那是唯一我没检查的房间，因为我从来没教他如何使用那个大人用的厕所。我很快去查看那个厕所，他就在那里，坐在马桶上解大便。在那一刹那，我眼里充满了泪水。我好高兴找到他了，但是我更高兴与骄傲的是，他可以自己满足自己的需求了。

在思谛看到我走进厕所的那一刻，他给了我一个好大的微笑，一个天使般无邪的笑容。

当思谛 13 岁时，我们带着他和思恩第一次回到台湾。我们不知道思谛是否能适应长达 16 个小时的飞行，所以我们决定先飞到夏威夷，然后再转机回台湾。这样可以让飞行时间稍微缩短些，而我们也可以在夏威夷享受几天家庭假期。在整个旅程中，思谛在飞机上有很好的表现，而且他一直都在睡觉。

我们在大约凌晨 1 点到达夏威夷的檀香山，到了旅馆安顿好就去睡觉。我们醒来时已经是早上 9 点钟了。从露台望出去，我们可以看到蓝天及海洋，而且白色沙滩就在旅馆台阶下。到海滩去！到海滩去！每个人心里都这样想。我们很快就换好泳衣及拿一些海滩用的毛巾就出去了。

我们要乘电梯到一楼的大厅，电梯里只有我们一家人。当电梯到达一楼，大家都迫不及待地冲出电梯。到我们发现思谛仍在电梯里时，电梯门已经关上，而且又上楼了。那个电梯是那种没有显示到达哪一层楼的电梯，所以我们也不知道到底会在哪一层楼，电梯又停下来。在一瞬间，我们都感觉到灾难可能降临。

在美国，我们平常不太担心思谛在购物中心走丢，因为我们居住的社区没有太多东方人。在有比较多白人族群的地方不难辨识出一个好像走失的东方人。但是檀香山有许多东方人，对旅馆的工作人员来说，到底要找什么样的一个人比较困难。

我们很快决定让美玲和思恩到旅馆的每一层楼去寻找思谛，我则在一楼等待，并试着找旅馆保安帮忙。美玲和思恩坐第一部电梯，开始逐层去寻找思谛。回想起来，真希望当时已发明手机，因为那时我没有办法和他们联络来知道寻找的进展。仅仅几分钟，在那时却感觉是一段很漫长的时间。我看到一位旅馆安全人员出现在走廊的转角，我想法引起他的注意，于是他走过来想了解发生了什么事。当我正在告诉他刚刚发生的事时，第二部电梯刚下到一楼，当电梯门打开时，我看到思谛在里面，我赶快跑过去带他出来。几分钟以后，美玲及思恩也回到了一楼，马上很激动地看到思谛已经找到了。

我们很感恩只失去他几分钟。很明显，他一定是坐第一部电梯从某一层楼出来，然后再进刚好要下到一楼的第二部电梯。

我们可以看出来他自己也因与我们分开吓到了。他平常总是笑笑地，但那天早上有好长时间，他一点儿笑容也没有。在剩下的旅程中，不管走到哪里，他总是黏着我们其中的一位。这种黏人的行为持续了好多年。

现在，我们出去买东西时，他喜欢走在我们前面。但是他会每隔几分钟就停下来，往后看看来确定我们仍在他附近，他并没丢失我们。

自从在檀香山那次意外事件后，我们一直遵守一条家庭规则：当全家要离开电梯时，思谛不可以最后一个离开。

每次在我们住进一家旅馆时，我们会告诉思谛我们住哪一层楼、哪一个房间，以便万一他又走失时，知道去哪里找我们。

在思谛25岁时，我们全家第一次坐邮轮去加勒比海岛。思谛已经看了很多遍电视里的旅游广告，他说了好多遍他要去坐邮轮，所以我们告诉他要开始存钱。

有一天，我们经过一个购物中心里的旅行社，门口有一张海报上写着"加勒比海邮轮旅行"。那艘船是禁烟的新船，而且只要 25 美元的订金！于是我们告诉思谛，我们将去坐邮轮旅行，他好高兴，我们也很期待这次的旅行。

在邮轮上，思谛喜欢望着海洋很久。他也喜欢花很长时间待在游泳池里。他很融入每晚的表演。对思谛来说，最棒的是船上的美食，特别是自助餐，他可以尽情选择喜欢的食物。之后我们发现，我们开始有吃得过多的问题。

美玲：有一天，在饱餐一顿后，我们在船上到处走走，突然思谛不见了。这艘船很大且甲板上又有那么多人，他会去哪里呢？我第一个直觉是回到我们的房间，看看他是不是比我们早回去了。但是他不在房间。然后我们到各楼层，看看他是不是去探索了，最后我们在船的最顶层找到他，他在"慢跑"。

之前，我们曾在早晨走到船的最顶层，并慢跑了一会儿。所以我们问他：吃得太多要减重？他只是大笑。我们告诉他说，下次他要去哪里必须先告诉我们。他或许不了解我们在说什么，我们是在说给自己心安。从那以后，每次若在邮轮上吃得太多要去走走或做些运动，我们会跟紧他，以免他又走丢了。

我们学到的另一个教训是，不要在 10 月份坐邮轮去加勒比海岛，因为天气会破坏了旅游。

我们本来是要去东加勒比海岛屿，但因飓风侵袭这些岛屿，我们被转向去西加勒比海岛屿。

许多乘客不高兴，因为他们曾去过西加勒比海岛屿。这对我们来说则不是问题，因我们两个地方都没去过。即使我们的计划被改变了，但似乎没有影响到思谛的心情，他仍然很享受邮轮上的种种，而且非常希望能有更多次的邮轮之旅。

思谛 17 岁时，他开始接受驻店工作训练。他开始学习从工作的地点坐出租车回家。我们将思谛的工作时间及工作地点提供给本地的汽车公司，他们负责安排出租车给老人家或是有身心障碍的人乘坐。他们要做的是准时派出租车去思谛工作的地方接他，然后送他到正确的地址下车。第一周坐出租车回家没有出任何问题，思谛通常在下午 3 点半左右就会回到家。可是在第二周就发生了一些状况。

我一直在等思谛回家，但都已经是 4 点了而出租车还没有出现。我开始担心，打了电话问派车公司，那里的职员告诉我，出租车在约 1 个小时前已把思谛接上并离开了。于是我打电话给药妆杂货店（那是思谛在接受工作训练的地方），店经理告诉我，思谛和他的工作教练在 1 小时前就已经离开了。我开始更担心了，到底他会去哪里呢？

在安娜堡这样的小镇，一个人可以在约半小时内到达任何地方。而现在已超过 1 个小时了。我决定打电话给逸周并要他尽快回家，因为必须有人待在家里，以防万一思谛回到家而没有人在家接他，这样我就可以出去找思谛。

逸周：美玲在约下午 4 点钟左右打电话给我，希望我能尽快回家。电话那头她在哭泣并告诉我思谛还没回到家。她告诉我她要出去寻找，但必须有人在家接思谛。大约 15 分钟后，我回到家，美玲已准备好开车去药妆杂货店，看思谛是否仍在那里等他的出租车。

美玲：等逸周一回到家，我马上开车去小镇西边的药妆杂货店。半途中，我看见对面车道有一辆出租车，匆匆一瞥，我看见思谛和另一位乘客坐在里面。他们一定是刚刚才被接上车的，我很快调头尾随那辆出租车。当我看到那辆出租车是往我家附近的方向开去，我决定先回家并在家等思谛。可是又过了 15 分钟，还是没看到思谛的踪影，那时我真希望我能一直尾随出租车直到他回到我家。但不久出租车到了，思谛下车，他看起来像很高兴回到家了。

我问出租车司机是怎么回事？他告诉我这是一个"共乘"的车，有其他的乘客须先被送到他们的目的地，而且他对我们家附近不是很熟悉，所以花了比较多的时间在找我们的家。我很感恩，思谛总算平安回到家了。

之后我们与出租车公司联系，发现当天派车去接思谛的人，给了出租车司机错误的工作站地址。在我们镇上同一家公司有三家药妆杂货店，思谛是在第二家工作。当司机到所给的地址时没看到思谛，他当作是这个乘客未出现，就空车离开了。

在平常，工作教练会陪思谛在商店外直到他坐上车。但是那天下午，他的工作教练要去参加一个课程，就提前离开了。于是思谛就自己在商店外等出租车。过了不久，另一位出租车司机到思谛工作的药妆杂货店隔壁的宠物店接另一位乘客，他看到思谛在杂货店外等车，这位司机认得出思谛，于是他就叫思谛上车并带他回家。或者是思谛看见这辆车，以为是来接他的出租车，于是他上了车。我们永远也不会知道真相，但我们非常感激，他总算安全回到家了。

我们发现当天和思谛一起坐车的乘客是我们的朋友，她有高功能的孤独症。她告诉我们，在车上有一段时间思谛显得很难过，而且想下车。那一定是在思谛看到我的车子开往另一个方向的时候。但是司机要先送她回家，因此送思谛回家延迟了一些时间。

自从思谛开始坐出租车，这是仅有的一次意外事件。我们曾经从别人那里听到，当出租车延迟来工作地点接思谛时，他们的同事会通知该车公司提醒他们派车来接思谛。即便到现在，我们还听到一些出租车司机们赞美思谛是一位很棒的乘客，一些新驾驶员甚至还说思谛很聪明，因为他会引导他们正确找到我们家的方向。

　　思谛约 22 岁时的一天早上，就像平常一样，我开车拉着逸周和思谛到他们工作的地方。逸周是第一个下车。然后我在医学院图书馆前的人行道做个短暂停留，让思谛下车去邮筒寄一些信件。之前我们已做过好几次这种事情。我以为我听到关车门声，于是便发动车子往思谛工作的地方开去，那个地方在镇里的商业区。

　　我开车离开时，脑子里一定是在想某些事情，几分钟后及过了几个交通拥挤的红绿灯路口后，突然，我看了看后视镜发现思谛不在车里！我的心开始怦怦跳，马上调头开回医学院图书馆。我并未如愿地看到思谛站在那里等我，只看到一些工人在整理人行道的树木。我问他们有没有看到一位像思谛的年轻人走过。他们告诉我看到思谛往商业区的方向走去。

　　那一年，思谛的弟弟思恩就住在商业区附近的公寓宿舍，那里离思谛工作的图书馆只隔几条街而已。于是我很快调头去思恩的宿舍。之前我曾答应他那天要带他去办一些事，我想如果思恩可以陪我找思谛，找到他的机会会大一些。在那同时，我一直在祈祷思谛不要被车子撞到。许多年来，我们和他的老师曾经试过教他有关的交通规则，但是他仍然不会先注意交通信号标志及来往车辆，直接就穿过街道。在接近医学中心及市区有许多交叉路口及红绿灯。

　　就在我开车沿着街道看看有无思谛的影子时，我瞄到他了。他正朝着他工作的图书馆走去。我好高兴也充满感谢，让我找到他。我马上开车直接送他去工作的地方。到今天，我仍然不明白他是怎么穿过那许多条交通繁忙的街道而没发生危险。许多年以后，一位妇人因穿越市区的一个街道而被公交车撞死。

某个夏天，我们有位很要好的韩国朋友来拜访我们，他和他太太在我们家过夜，第二天早晨，我们开车拉着他们去拜访他们住在城镇的另一边的朋友。当我们经过镇上时，思谛开始指挥我们"转右""转左"，因为他很熟悉市区。我们的朋友说思谛就像导航系统 (GPS)，他可以引导我们在镇上找到我们要去的地方。

非常明显的是，思谛似乎知道如何在安娜堡市区逛逛。因为他有限的语言能力，他从未告诉我们这些事。但显然地，在我们开车经过安娜堡市的大街小巷时，他都在注视所有的街道及商店。我们发现不管什么时候，我们走过一些街道时，他会在一些商店橱窗前站一会儿，然后很快地赶上我们。他可能也喜欢看橱窗里的一些东西。

在经过这个"走失与寻回"事件后，我们想若我们迁移到另一个城市，他就会完全"迷失"了。

我们决定尽可能长久地住在安娜堡市。这里是思谛的家，思谛的城镇。

第八章 行走在孤寂的幽谷

　　你们若单爱那爱你们的人，有什么可酬谢的呢？就是罪人也爱那爱他们的人。你们若善待那善待你们的人，有什么可酬谢的呢？就是罪人也是这样行。你们若借给人，指望从他收回，有什么可酬谢的呢？就是罪人也借给罪人，要如数收回。——你们要慈悲，像你们的父慈悲一样。

　　　　　路加福音 第六章 三十二至三十四节，第三十六节

　　因为我饿了，你们不给我吃；渴了，你们不给我喝；我作客旅，你们不留我住，我赤身露体，你们不给我穿；我病了，在监里你们不来看顾我。他们也要回答说："主啊，我们什么时候见你饿了，或渴了，或作客旅，或赤身露体，或病了，或在监里，不侍候你呢？"王要回答说："我实在告诉你们：这些事你们既不作在我这弟兄中一个最小的身上，就是不作在我身上了。"

　　　　　马太福音 第二十五章 四十二至四十五节

由于思谛仅有极少的语言能力，所以很难知道他哪里有疼痛，或有什么情绪感受或是困扰。当他有些情形时，我们必须做出许多的猜测来弄清楚他不舒服的原因。

思谛约 9 岁大时，我们带他的弟弟去纽约参加一个会议，并拜访一些朋友们。这是我们第一次把思谛留在家里，由别人照顾他。这些照顾者曾经照顾过思谛，他应该对他们很熟悉。

我们回家后，他们告诉我们，当我们不在时，思谛都很好，没有什么问题。

在某些时候，我们也曾因要参加晚上的会议或晚餐聚会，让保姆来照顾他。曾有一次，当我们准备出去时，霎那间，我们看到思谛拿起鞋子穿好它。他一定是想要和我们一起出门，但他无法用言语来表达。我们对把他留在家里感到很难过。但是有许多场合，我们就是不能带着他，因为他还没有被训练好到那些场合去。

我们曾想到，也许他也想和同年龄的小孩一起玩，但由于他不知道如何和他们玩，也就没机会发展出他的友伴关系或开拓他的视野。在他的大部分校园生活中，他一直与一小群需要特殊服务的孩子放在"特教方案"里。这样的特教方案也就无法帮他发展出"正常的社交能力"，或被所谓"正常的学生"所接纳。

但在思谛参加堪萨斯孤独症方案的那两年就不一样。他有一位很专业、很关心及有同情心的老师——琳达，帮助思谛与在一般正规班级的一个女孩交朋友。只要有机会她就会去找思谛，然后和他一起玩。

有时候，当思谛被叫到校长办公室去拿一些教材的时候，经过她的教室，他经常在她的教室驻足，看看她是否在那里。很快地，教师们说思谛迷恋这个女孩，或许他只是需要一位朋友，那是思谛一生唯一的一个"正常朋友"。他的其他大部分学校生活，一直被放在特殊教育班级里，他没有机会与其他一般正规班里的学生交朋友。甚至于在高中的最后那几年，他被放在融合班级，却没有一个正规班级同学邀请他参加生日派对、运动聚会或是其他社交活动。

许多年来，我们的教育系统把有特殊需求的学生和一般"正常"学生隔开。今天，改革后的教育系统是允许有特殊需求的学生们参加一般课程的。可是，大部分的正常班的教师们对这样的教学没有受过任何相关的培训。因此"友谊关系的建立"在融合班级中并没有受到重视。

高中的最后四年里，思谛参加了融合教育方案课程。早上，他参加四个不同的课程，包括计算机课、绘画课、烹饪课、体育课及一个小时的阅读练习。每天下午他到不同的地方接受驻店工作训练。

在计算机课程中，他的老师教他如何打字及学一些简单的计算机程序。在体育课中，老师让他与另一位同学配对，一起做运动。在艺术课程里，思谛学习进行许多美术创作，例如绘画、黏土、木工等。当然，他最喜欢的是烹饪及厨房的课程，他学会许多新食谱的烹调及一些厨房的工作,他也学会与班上的同学一起工作。即使到今天,我们会看到有人在街上或从店里出来说:"嗨!思谛!"原来他们是思谛在高中融合班的同学。看到这个场面,我们都很受感动。

在高中四年的学习中,思谛的助理老师会和他一起去每个教室,依照他的程度设计一个较简单的课程。思谛对分配到的课程是很勤奋及用功的。从结果来看,从老师那里他也一直拿到甲(A)分数。因为他的努力,在高中时他拿到好多奖。最后他拿到了结业证书。

在高中毕业后的几个月,我们收到一个包裹,那是给思谛的一个杰出学业成就证书(Outstanding Academic Achievement Certificate),是由美国总统教育荣誉项目(President's Education Awards Program)的主席寄来的,上面还有克林顿总统的签名。我们感到惊讶也为思谛高兴。后来我们才知道是思谛的高中推荐他得这个奖项的。我们被告知这个奖项只给在高中四年期间一直都拿到甲(A)分数的学生。

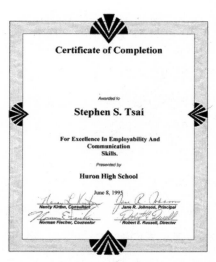

高中结业证书

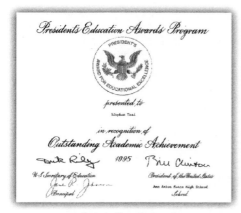

总统杰出学业成就证书

我们对他取得的成就感到非常骄傲，也感激所有给他正向鼓励的高中四年里的老师们。

思谛还在高中时，我们教会有一位新任的副牧师。他是一位很热情及富于同情心的年轻牧师。他被分派与教会里的年轻人一起工作。在他的鼓励及支持下，我们决定让思谛参加一些年轻人的活动或团体聚会。

思谛的弟弟思恩也正好是这个团体的成员之一。思谛很喜欢去参加这些聚会。在去参加这些聚会前，我们可以看得出来他是多么的兴奋。但我们很感伤地看到这些教会里的年轻人，并没有花时间让一些有特殊需求的人参加他们的活动或成为他们的朋友。当我们听到有一个由教会机构办的特殊团体，是专门为有特殊需要的人而设立的，叫作"友谊团契"(Friendship Ministry)，我们决定在我们的教会也办这样一个团体。

起先有一些从社区里来的家庭带着他们家的年轻人来参加这个团体。不久，附近的一个专门办集体之家 (group home) 的大机构，也让他们的住民来参加我们教会办的"友谊团契"。这个团体包括歌唱、分享及有趣的活动。有时候，教会里的青年团契也会受邀请来参加一些活动，希望这些青少年能多认识一些我们这些有特殊需求的团员。虽然思谛没有在这些聚会里结交任何一位朋友，但是他真的很融入这个团体及它的各种活动。

每一年，在一个特别的星期天，这个团体会在周日聚会时负责招待，提供音乐、阅读一些经文以及收集奉献。有几年，在这种聚会时，思谛被安排自弹自鸣筝 (autoharp) 且唱圣歌。许多人告诉我们，他们很惊讶思谛会唱歌，因为他们从来就没听到思谛讲话，所以，他们很受感动。

到今天，思谛仍然很喜欢去参加例行的礼拜聚会。他真的很融入在音乐、唱歌、祷告、奉献及与会友们握手等礼拜程序中。有时候，他会握同一个人的手不止一次。他也不会介意别人用异样的眼光看他。有时，我们在想，或许他可以在沃尔玛超市工作，负责在门口与人们握手。

在思谛大部分的生命里，他一直受家人保护。当他有一些"社交生活"时，他大部分是与同样有特殊需要的孩子们一起。他们会去参加生日聚会及由他们父母安排的各种室内外活动。

思谛很喜欢去打保龄球。在和别人一起打时，他对需要轮流打球的观念很难了解。他不知道什么时候该轮到他丢球，其他人常常需要提醒他，轮到他了。他没有与人用语言沟通的能力，或许这也是他一直无法融入一个团体的原因。

有好几年了，我们一直在星期三的上午，他不用去上班时带他去打保龄球。虽然他打球的姿势有点笨拙，可是他的分数能在70 到 135 间游走。他一点儿也不在意得了几分，他只是喜欢这个游戏及他可以出去走动，而且享受欢乐时光。

约在 20 年前，有一个音乐团体叫"共同音韵"。这是由一些有特殊需要的学生及家长所组成的。在开学期间，他们定期每周一晚上在一间地区学校的教室练习用手敲钟来演奏音乐。这个团体一年里有几次会受邀请到某些场合去表演。能看到思谛很享受演奏音乐，这真是一件很美好的事。

思谛很高兴自己也是那个团体的一分子。他不要缺席任何一次练习，而且在练习音乐时的表现也很一致。或许因为他拙于言辞与他人沟通，当他在团体练习时，他仍然独来独往，连团体中的其他特殊孩子也没有兴趣与他说话。虽然如此，他还是乐意继续去参加这些练习课程。他并不在乎他一个朋友也没有。

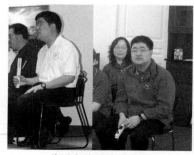

共同音韵用的手敲钟

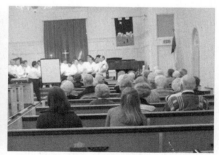

共同音韵在一家养老院表演

在游泳方面也是一样。当他去游泳池游泳时，他就自己一直来回地游，直到累了，或是回家的时间到了。他很喜欢这个运动，也总是满心欢喜，他一点儿也不在乎他没有朋友。

所以，即使他总是忙于很多活动，他身边也没有一个朋友。还好，他从来就没有因为自己没有朋友而不高兴。他也从来没有抱怨没有人邀请他参加任何活动。我们知道他喜欢在各种场合中，当一位参与者或观察者。他总是很满足及很快乐，因为他能够与其他人在一起。

第九章 浮沉于生命之海

他被骂不还口，受害不说威吓的话，只将自己交托那按公义审判人的主。

彼得前书 第二章 第二十三节

为什么看见你弟兄眼中有刺，却不想自己眼中有梁木呢？

路加福音 第六章 第四十一节

你们作主人的待仆人也是一理。不要威吓他们，因为知道他们和你们同有一位主在天上，他并不偏待人。

以弗所书 第六章 第九节

思谛从来就没有一位"正常"或"一般"的朋友。他常常和他的弟弟或父母一起去购物中心、公园、一些运动赛场或是其他公共娱乐场所。他一辈子都生活在很好的保护之下。可是，当他在学校或工作场所，必须面对并自己解决某些事情，感谢神的是，不管在学校还是工作的地方，他总是能遇到许多很好的人。过去至今，只有很少数的意外事件，让我们感到懊恼及生气。

当思谛 8 岁大时，有一天，他的老师告诉我们他一周来已有两次在一般学生面前脱下裤子。一次是在走廊，另一次是在学校的游乐场。他的老师不知道在走廊那次是为什么，但是她却很肯定在游乐场那次是因有些设施引发他的不恰当行为。

对她的说法我们很怀疑。就在听到信息的那个周六，我们带着思谛回到学校的游乐场，我们让他自在地跑、玩他喜欢的任何一个设施。我们在那里待了约一个小时，他从未脱下裤子。

我们和思谛学校的一位助理教师谈这件事，她正好是我们教会里的朋友。我们告诉她这个在学校发生的意外事件，她同意帮我们去发掘更多的信息。几天后，她告诉我们这两次事件，均因为有几位"一般生"在没有大人在旁边时叫思谛脱下裤子。这是思谛有生以来唯一一次的 "脱下裤子" 事件。

思谛在高中时曾被安排进入普通班级，像其他的同学一样，他在储物室有一个可上锁的柜子。他必须到柜子里去拿书或在去上体育课时放一些个人用品。通常他的助理老师会陪他去储柜室。

有一天，他的助理老师要先照顾其他的事，她让思谛自己去柜子处，然后她会在那里与他会合。当她到达那里的时候，她看到3个普通班的学生围着思谛，并尝试要从他的钱包里把钱拿出来。

那天下午，当我们收到这个消息的时候，我们对那些学生的卑鄙行为很生气。我们也感到很悲哀的是，这些学生会只为了几块钱就去占认知能力不好的同学的便宜。

还好，我们看不到一点儿迹像显示思谛受这件事困扰。他仍然是一位酷酷的、冷静的、快乐的及很满足的人。

在思谛接受高中融合教育的四年里，常常在购物中心，我们会看到一些高中女生，做鬼脸地盯着思谛且互相窃窃私语，有一些甚至在思谛经过她们身边时，在他背后指指点点。这些女孩子可能不知道我们是他的父母，因为我们走在他后面，离他有一点儿距离。这是思谛和我们去购物中心的方式，他喜欢自己走在前面，但每隔几分钟后，他会回头看看来确定我们就在他后面。 或许这些女生从学校知道思谛，或许她们是他融合班的同班同学，我们多么希望她们能用友善的微笑和他打招呼，而不是互相窃窃私语，还做鬼脸好像她们看到了一个怪物。

当思谛17岁时，他的老师鼓励他参加特殊奥林匹克夏令营，在那里有许多学生参加各种不同的运动竞赛。思谛不是一个天生的运动员。虽然他知道如何跑、游泳及投篮，但是他不知道规则或是人家对他有什么期待。我们想让他参加这些运动，就是想给他一个好的经历。

在竞赛前，我们带他去接受一些训练课。两位男教练看来很热心，与男孩子们在学校运动场练习。思谛学习以他的步伐跑步，有时比别人跑得快些。

我们送他去参加特殊奥林匹克夏令营，所有的参加者都要在举办的大学校舍住几天，并且参加他们所指定的各类运动项目比赛。

在总锦标赛的前一天，我们全家去探访思谛。我们带他外出用餐及去我们住的旅馆。当我们送他回学校宿舍时，他克制不住地哭起来。许多年来，他很少哭，我们也从未看过他哭成那个样子。我们不了解为什么，而他也无法告诉我们是什么问题在困扰他，因他语言有限。但是我们可以看得出来他就是不想回宿舍。或许在宿舍发生了事情，不幸的是我们坚持让他再待一天等到竞赛结束。第二天当所有的竞赛结束了，我们接他回家。当时，在我们送他一个人去一个陌生的地方过夜时，我们从来就没想过会有什么不好的事情发生。如果当时我们听到的和知道的种种丑恶的事情发生，我们就不会再这样做。我们不知道那几天他在宿舍里发生了什么事，我们永远也不会知道。思谛不能保护自己或是告诉我们任何事。不过，从那次事件后，我们也从未再看到他哭成那个样子。

思谛在工作场合也碰到这些情况：

思谛在图书馆上班已将近 20 年了，他毫无困难地学会如何把书放到书架上。但有时候这些书被移动到别的书架去了，美玲必须告诉他那些书被移动到哪里了。

他没有请他的督导或同事帮忙的沟通能力。假如一位顾客过来问他一些问题，他不知道该如何回答。没有职业导师的支持，我们认为他不会在图书馆工作这么多年，思谛很喜欢图书馆的工作，他确实需要一个可信赖及依靠的工作。

思谛在图书馆的工作是把"还回"的书按照正确的顺序放到原来的书架上。在图书馆有一些顾客喜欢从书架上拿很多书放在地上。他们喜欢坐在撒满一地书籍的书架间的地板上看书。图书馆里有许多桌椅让人们坐着阅读，但是有些人就是喜欢坐在接近书架的地板上。而且会坐好长时间，而影响到思谛的工作。

我们告诉思谛若他遇到这种情形，就先到其他过道去工作。可是有时在他已经把所有的书放好，再回到这些过道时，这些人还坐在那里，让思谛无法如期完成工作。因为他没有语言表达能力，让他们知道他的工作是要把书放回到原来的书架上，于是他没有说"对不起"就开始工作了。他的"自闭方式"处理这种情况就是"我必须做好我的工作"。他对于周遭的感受一点儿都不敏感。有一些顾客会立刻说"对不起"，然后很快地拿起书并移到附近的桌子。但也有些顾客会很不高兴，甚至向思谛的上司抱怨他的行为。

我们继续努力调适他的能力训练，感恩的是，到现在他还没有被图书馆辞退。我们深切希望这件事在很长的时间内都不要发生。

在药妆杂货店，思谛的工作有时候也会接触到顾客。他的外表看起来很正常。他也穿一件工作服，于是有些顾客会去找他帮忙。我们曾经教他拿一张上面写有"请问前面的柜台"的卡片给顾客看，但是有时候因为他走动太快而顾客看不清楚卡片内容。

有时，他知道顾客要什么东西，他要指引他们。但因为他没办法告诉顾客要跟着他走，取代的是他自顾自地走了，所以顾客会认为他很粗鲁、不友善。

有些顾客认为思谛因不会说英文而不了解他们的问题，有一位女士甚至公开说，像思谛这样的人根本就不应该在这个商店工作。

有时候，当他在店里推着装有新到的货的推车，然后把新货放到货架上，可能会意外地撞到顾客。他的职业教练和我们曾尝试告诉他多次，当有类似情况发生时，他必须向人道歉。可是他从未学会什么时候及如何向人道歉。偶尔，某些顾客会向他的经理抱怨，还好商店经理很有耐心及很理解，这是思谛的自闭行为。我们多么希望所有的经理都能如此地理解及友善，也希望思谛能继续在这间药妆杂货店工作。

思谛知道在公交车站如何搭车。上车时他也知道要出示他的乘车优待证，但有时候他很快地把乘车优待证晃了一下，公交车司机来不及看，他也不知道为什么司机要他再次出示，他会走开去找位子。

万一他乘的车子发生问题，所有的乘客必须下车时，我们很难想象思谛会怎么样。他会不会知道要改乘下一班车？假如人们不知道他有残障，没人会想到要去帮他。我们曾听朋友说过，有残障的人士在交通上所遇到的问题。

美玲：有一天，我和思谛一起在公交车站等车回家，有一位男士走向他问他要钱买香烟。我告诉他我们没钱，他看着我说：我是在和他说话（意思是说他是对思谛讲话）。对思谛来说，他当然不了解到底发生什么事，他也不可能对这个人有什么反应。所以我们只好走开，我在想，如果思谛自己一个人在那里，接下来会发生什么事情？如果我们让他自己一个人搭车，他一定不知道如何应对这种情况，他也不知道如何保护自己。这种情况发生时，让我们很担心将来该怎么办。

思谛的一位有残障的朋友就曾经发生过一次类似的情况，因他乘的公交车要绕道到别的地区，于是他就下车。不知怎么，他搭上另一辆公交车，不知道车要开往哪里。经过几次转搭后，他看到一个在他家附近他熟悉的商场，就赶快下车，从那里他才能找到回家的路。但是在那段时间，他的家人为了找他，疯狂似的找遍全镇。

另一位有残障的朋友，有类似意外发生。他在下班后等来接他的出租车，不知怎么，出租车没按时来。于是他决定走路回家。当时是在冬天，而且天气冷嗖嗖，像走在冰库里。等他母亲找到他时，他总共走了6英里，他的脚都冻伤了。有一个星期，他都不能走路。我们无法想象当思谛面对同样问题时会发生什么。

这也就是自从 2006 年 9 月，思谛失去了指派工作教练后（因为服务公司倒闭了），美玲决定当思谛的义务工作教练，一直陪着他去上班的最主要原因。

第十章　他的眼睛看着麻雀

　　耶稣又对门徒说："所以我告诉你们：不要为生命忧虑吃什么，为身体忧虑穿什么；因为生命胜于饮食，身体胜于衣裳。你想，乌鸦也不种，也不收，又没有仓，又没有库，神尚且养活它。你们比飞鸟是何等地贵重呢！你们哪一个能用思虑使寿数多一刻呢？这最小的事你们尚且不能作，为什么还忧虑其余的事呢？"

路加福音　第十二章　二十二节至二十六节

　　然而，敬虔加上知足的心便是大利了。因为我们没有带什么到世上来，也不能带什么去，只要有衣有食，就当知足。但那些想要发财的人，就陷在迷惑、落在网里和许多无知有害的私欲里，叫人沉在败坏和灭亡中。贪财是万恶之根。有人贪恋钱财，就被引诱离了真道，用许多愁苦把自己刺透了。

提摩太前书　第六章　六节至十节

　　贪爱银子的，不因得银子知足；贪爱丰富的，也不因得利益知足。

传道书　第五章　第十节

从思谛开始接受早期干预的时候，许多特教领域的专家们告诉我们"金钱观念"是一个非常重要的特教课程。我们遵循专家们的建议，用钱来奖励思谛的好行为。

我们曾经尝试教他钱的好处。今天，我们必须要说的是，我们并没有成功地教好思谛了解金钱的真正概念。我们总是让他的钱包里有一些钱，以备不时之需。他从未使用过钱包里的钱，除非在我们需要一些零钱付账，而钱包中正好没有零钱的时候，会向他借，他总是很爽快地借给我们。

不过，在思谛的世界里，有几件事他是能与钱连上关系的。有好几年都是美玲给思谛剪头发。在他 12 岁时。有一天，我们经过家附近的一个理发店，店里面的一位老先生看起来和蔼可亲。美玲希望思谛能有到理发店理发的经验，于是我们就带他进去了，这位理发师很快地就理好思谛的头发。我们相信思谛一定很喜欢第一次在理发店理发的过程，因为从那以后，只要他的头发长了，他会说"剪头发"。理完发后，他会从他的钱包拿出 1 元纸币付费，事实上真正的费用是 10 块钱，我们必须告诉他"这不够"，然后给他足够的钱付给理发师，过了这么多年，到现在我们依然这样做。

美玲和思谛常常跟着逸周去一些他演讲的地方旅行。有一次，我们去加拿大的多伦多，当看到我们住的旅馆内有一间理发厅，于是想让思谛尝试在不同的地方理发应该是不错的经历。我们先向理发师说明思谛有孤独症，以防在剪发时他在椅子上乱动或是对他讲话没有回应时理发师能了解。还好，最后大功告成，没有出一点问题。

从那以后，不管我们到哪一个城镇或国家旅行，思谛常常会去理个头发。到目前为止，他已经到过许多在美国及加拿大的理发店。他也在中国内地、台湾及香港的许多地方剪过头发。香港的理发师还帮他洗头及按摩。因为我不知道香港的理发包括些什么，所以事先没有向他解释。一开始他咯咯地笑，或许他从未想过会有这么奢华的服务。

思谛到任何一间理发店理发，我们都不会那么紧张了。

另一个与钱有关的事是去看棒球比赛。他总是先确定自己的钱包里有些钱。对他来说，钱之所以重要不是为了买门票，而是为了在棒球场小卖部买热狗及饮料。

他虽然好像不关注球赛的进程，但他会加入观众的"造浪潮运动"，即使他总是比大家慢半拍，他也喜欢棒球赛时观众唱的歌，以及和其他人一样鼓掌。他的音乐老师曾教他唱这首歌："带我去看球赛"(Take me out to the ball game)。有时候，当他在看电视播放的棒球赛时，听到观众在唱这首歌时，他也会跟着唱起来。

思谛 12 岁时，我们会像其他家庭那样去看他弟弟在学校的棒球赛，他似乎很投入，也享受场边的点心。有一天下午，逸周直接从工作的地方去球场与我们会合，他没看到思谛，就问他到哪里去了。美玲给了思谛几块钱，叫他去附近的小卖部买些点心。他真的买了点心也找了钱回来。

我们经常在想这种事情可能只会在美国发生，因为这里有许多友善及有礼貌的人们，他们不会占有特殊需求的人士的便宜。

当我们去快餐店吃饭时，我们会给他钱，让他自己付自己的费用。我们已经试过很多次，告诉他共有多少钱，但是他就是无法付给柜台正确的金额。

有一次，我们一起到麦当劳吃午餐。用完餐，我们告诉思谛去柜台请服务员再给续杯饮料。我们的座位离柜台不远，可以看到前前后后的经过。我们给他1元钱，他真的续了杯且找零回来。这是第一次我们看着他自己做的交易。

还有其他一些情况，当他听到我们买一些东西钱不够时，他会拉开他的钱包给我们一些钱。他不晓得这一点儿钱也是不够帮我们的。但他的慷慨，无论如何都让我们非常感动并赢得了我们的钦佩。

经过这么多年，我们尝试许多不同方法及机会教他有关钱的概念，他还是不能掌握钱的意义以及如何去用钱。不过，他学会使用签帐卡或是信用卡。在帮我们把车子加完油后，他知道去刷卡付油钱。他也学会在信用卡机器上打一些简单的资料进去，来刷信用卡。

当我们去杂货店买东西时，他会到自行结账那边扫描我们买的商品，然后用信用卡付钱。我们尝试去一些不是很忙碌的商店，这样他可以有时间慢慢地扫描这些商品。今天，他已经可以用信用卡支付买的每一样东西。这需要经过很多次的练习，但是他似乎已经记得所有的程序。

他也学会如何用银行的金融卡从自动取款机 (ATM) 取钱。这么多年来，银行已改变许多不同的取款程序。每一次我们都必须告诉思谛那些新的程序，好让他适应。他都很愿意去学习，当他学会新的操作程序后，他很快乐。

所以，即使他没有钱的概念，但可以通过使用其他的方法来完成。

许多年前，当他从工作中拿到薪水支票，他学会在支票上签名，然后我们带他去银行存入他的户头。如今，他已经学会如何从自动取款机取一些现金。

我们一直关心的是，尽管他可以像其他人学习做许多事情，但我们仍担心有人会占他便宜。过去几年来，他的薪水已经直接汇进银行，所以就少了这些问题。这样，他就不用再去办公室拿支票，也不再用去银行存薪水。我们总是感恩这些现代化机器。看起来让思谛对付这些和金钱有关的机器还是容易一些。

同样和金钱有关的是他的衣、食、住、行，以及一切其他生活所需的都已经提供给他了。他一定是感受到几乎所有他的需求已经有我们或其他的成人来照顾了。他从来就没有要求买任何东西，也从来不担心无法得到他所需要的东西。他从未表现出负面情绪或是有任何坏脾气。他总是对他周遭的任何事情都表现得很满足。

在他上班的地方，他从不关心他拿多少薪水。他也从不担心他什么时候会加薪。他就是乐意去上班。他可以不为任何东西而工作，因为他知道对任何事他不用烦恼。所有的衣服、食物、住房、交通及任何事物都会提供给他。我们常说他是一位没有许多世俗欲望的男人。有时候，我们也希望过这种无忧无虑的生活。

这些年来，他用上班所得的薪水，帮着他弟弟付了念大学时的房租。他也虔诚地在教会提供的奉献盘子里放钱及送给慈善机构一些钱，我们也帮他以他的名义设立了两个奖学金（在爱荷华孤独症协会及密歇根孤独症协会设立的蔡思谛奖学金），来回报那些帮助及支持像思谛的孩子们的老师。

在思谛的银行户头上没有存很多钱。他从来也没有问过他有多少钱，我们也不认为他真的会了解。但是他是全然无所谓。我们常常想，如果这个世界上有更多像思谛这样的人，不知道会变成怎样的一个世界？

AUTISM SOCIETY OF MICHIGAN

6035 Executive Drive, Suite 109 • Lansing, Michigan 48911
(517) 882-2800 • fax (517) 882-2816 • In Michigan (800) 223-6722
email address: minautism@aol.com • website address: autism-mi.org.

Stephen Tsai Award Gudelines

Stephen Tsai is honored to present an award in his name to an educator devoted to improving the lives of people with autism. Stephen is a young man with autism who has worked for several years at his local library and at other jobs in his community. When he is not working, he enjoys keeping busy through his involvement with the fellowship of his church. He also enjoys cooking, yard work and participates in a music group, Common Chords.

Stephen enjoys a productive life today because of the hard work of his parents, who are both active professionals in the field of autism, and the many caring and competent educators who have taught him. Stephen Tsai, along with his family, would like to pay tribute to the many outstanding educators who have helped him to achieve so much.

在密歇根孤独症协会设立的蔡思谛奖学金

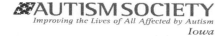

Improving the Lives of All Affected by Autism
Iowa

Stephen Tsai Award for Excellence In Autism Education

Check www.autismia.org for updates!

Nominate Someone Today!!

Who: Any Person who has had a Positive Impact on an Individual with

Autism Spectrum Disorders

How: Submit a letter or essay of a deserving person explaining how he/she

has: • Contributed to the field of Autism Spectrum Disorders

• Has had a positive impact on an individual with Autism Spectrum

Disorders

在爱荷华孤独症协会设立的蔡思谛奖学金

第十一章 一位医药人

以赛亚说："当取一块无花果饼来，贴在疮上，王必痊愈。"

以赛亚书 第三十八章 第二十一节

因你胃口不清，屡次患病，再不要照常喝水，可以稍微用点酒。

提摩太前书 第五章 第二十三节

思谛 14 岁大时，他开始对一般医药及常见健康问题很有兴趣。每次我们去商店，那里有许多成药，他总会花一些时间在那个区域。他会拿起一些药瓶子注视几分钟，有时甚至会尝试打开一些药瓶子。我们不能确定他是不是对药的味道有兴趣。有时，我们发现有些店员会对他的行为有点怀疑并远远地看着他，或许他们在想他将对药发飙。

经过多次的提醒及训练他有关的规则及行为后，我们已经可以阻止他对药瓶子的好奇。当我们去商店时，会继续让他花点时间在药品区。到目前为止还没有在任一商店出过问题。

他可能从电视广告里知道 Advil 或 Tylenol 是治头痛的药，Doan 药丸是治肌肉痛药，Mylanta 是治胃痛药，Allegra 或 Chlortrimeton 治疗鼻塞及过敏等等。他也学会当他皮肤痒时要用 Cortaid 药膏，皮肤感染有脓疮时要擦抗生素乳膏或油性药膏，有痔疮痒时需要用 Preparation H。当他有这些问题时，会去医药柜上正确地取药，然后要我们帮他涂抹在身上，或者有时他就自己去做了。当他有割伤时，会自己去拿一个绷带贴纸贴在伤口上。

不仅是他自己拿药治疗自己的一般健康问题，他也会把他的诊断及治疗意见提供给其他人。当他听到美玲咳嗽时，会说：妈妈正在咳嗽，需要咳嗽药糖片。有时他甚至会拿咳嗽药糖片给正在咳嗽的陌生人，并说"咳嗽"。不幸的是，有时候，人们并不感激他的好意。

当他听到有人打喷嚏时，他会说：过敏（ChlorTrimeton 或 Allegra)。当他听到有人抱怨"我在头痛"，他马上会说"需要 Tylenol"或是"Advil"。

当我们提醒他脸上有一些发炎的青春痘时，他会很快地说"吃多一点儿蔬菜"及"需要 Neosporin"（一种抗生素药膏）。

有时，我们会和他玩关于药物的游戏，我们会问："你头痛、背痛、睡眠有问题时，需要什么药？"他通常会有很好的答案。我们经常对他开玩笑说：思谛，假如你住在中国，你可以当赤脚医生。那些赤脚医生只有一点点的训练，就可以背个装满一般药品的药袋，他们会走遍乡下并用这些药给当地患病的百姓治疗。

他的这些行为的唯一缺点是，让我们经常担心他会对自己的病误诊及给错药物或剂量。我们比较放心的是他偶尔用抗生素或抗痔疮药膏来治疗他的皮肤瘙痒或痔疮；或是用绷带贴纸治疗小伤口。他已经学会何时及如何用某些药物，他能够照顾自己的小伤或小病。但我们从不要求他像当医生一样，给自己用口服药，来治疗如头痛、发烧、胃痛、呕吐、腹泻等症。

我们要求他先告诉我们，让我们知道他有什么问题。然后要他说如何做才可以缓解他的不舒服。当我们同意他的诊断及治疗时，他才可以从药柜里拿药。但是他必须在我们面前吃药，这样我们可以确定他吃对药及剂量正确。

当我们需要从我们家的药柜里拿某些药时，他是一位好帮手。

我们需要做的只是告诉他我们需要哪种药，他总会乐意地去拿给我们。许多年来，思谛帮助把他和美玲每周需要的药物及维他命类药物放进药盒。他总是可以信赖及认真地做好。有时，我们想，如果给他一些训练，或许他可以在药房担任助理工作。

我们不知道他为什么对人们的疾病及药物这么有兴趣。会不会是因为他来自一个有许多医疗人员的家庭？但是他这么真诚地关心他人的健康，可能是从自己的经验中得到并相信所有的健康问题可以用某种药物治好。

有时，我们会想，如果他是"正常"的人，他可能会成为一位知识丰富、仁慈又有同情心的医生。

思谛18岁时，我们决定不再让他继续看他的小儿科医生，取而代之，让他去我们的家庭医生处做年度检查。我们发现他的血压有点儿高，我们买了血压计并尝试在家里每晚帮他量血压。有时我们会忙到忘记做这件事，于是我们想或许可以尝试训练思谛自己量血压，经过几次练习后，他真的可以自己做了。我们也教他要把结果写下来，在一个特别的笔记本上记录他每天的血压。

大约已经有20年了，每天晚上，他都会认真地检查自己的血压，并记录在笔记本上。我们要做的只是每隔一段时间检查一下笔记本，确认他都做得很好。偶尔，他会要求我们帮忙，因为血压计有些问题。

当我们定期去看思谛的医生时，会带上他的笔记本。这本记录对医生在检查他的用药时有极大的帮助。

思谛被告知要每天运动以保持健康。每天，他会骑他的健身脚踏车，当天气不错时也会外出走走。他也会提醒我们这样做。他或许不了解之所以要这么辛勤运动的原因。当然他也不知道要怎么问。但是他在被告知后就会去做，而且乐在其中。

我们的年纪越来越大，有时会忘记吃药。思谛会在该吃药时提醒我们。有时，我们太忙碌，他甚至会从药盒中把药拿出来，并端上一杯水拿给我们，来确定我们会把药吃下去。我们有时会想，他如果能在一个照护机构上班，他会是一位好帮手。他会提醒年长的住民吃药、做运动或是其他每天的活动。可是他从来就没有机会在照护机构工作。

逸周有一种药必须在晚餐前几分钟服用。有时当我们决定外出用餐时，思谛总是会提醒他爸爸带着药。在哪里能找到这么值得信任的家庭护理员？

他不仅喜欢提醒人们哪些药物对他们是好的，他也会在祈祷时为他们祷告。当他听到某人生病了，他会在接下来的几天里祷告"让某人及某人觉得好一点"。

他的心是真诚的，而且他的信仰绝对可以鼓励人。

到目前，思谛一直很健康。除非有些疾病无预期地发生，不然一年中只有一两次定期去看他的家庭医生。

为了帮助思谛得到政府提供的长期健康医疗保险 (Medicade)，已经有好多年，我们尝试多次为他申请政府健康保险。但是本地的代理总是有一些理由不核准申请，所以到现在，他还是没有政府提供的医疗保险补助。

很幸运的是，逸周工作的密歇根大学同意给家属中的残障成人及小孩儿提供健康保险。但这不是长久的。所以只有在思谛拥有政府提供的医疗健康保险时，我们才会松一口气，因为当我们不再在他身边时，假设在他有重大疾病时，我们就不用担心他的医疗费用了。

我们了解的是当有特殊需要的孩子长大后，如果他有健康问题，医疗人员不必咨询他的父母有关治疗或住院事宜，因他们是成人病人。在美国，父母在孩子 18 岁以后，就不再有权利对孩子在医疗相关事宜上有所置喙。这些孩子被当作是成人，他们已经可以自己决定是否要接受治疗，即便他们在认知或心智上没有能力做决定。除非他们已经被法庭裁定需要有法定监护人来帮忙做决定。

于是，我们决定去申请当思谛的法律上部分监护人，以防他有重大疾病或需去医院开刀时，我们可以以监护人身份被允许为他做决定及陪伴等等。可是这个申请过程需要一段时间。首先，心理专家需要给思谛做些测验，以确认他现在是中度或严重的认知不足。

然后，我们必须面对法官来判定他被监护的许可。与此同时，一位当地的记者正好在报纸上写了一篇有关思谛的报道，那天当我们面对法官时，她告诉我们她读过有关思谛的故事，而且她非常感动。当她核定我们对思谛的监护申请时，我们松了一口气。现在，我们可以合法地代表思谛做决定了。

第十二章
一位宅男的故事

我愿意众人像我一样；只是各人领受神的恩典，一个是这样，一个是那样。我对着没有嫁娶的和寡妇说，若他们常像我就好。

哥林多前书 第七章 七至八节

因现今的艰难，据我看来，人不如守素安常才好。——没有娶妻的，是为主的事挂虑，想怎样叫主喜悦。

哥林多前书 第七章 第二十六节，第三十二节思谛 12 岁大时，他的老师带给我们一个信息引起我们的重视，她告诉我们当她穿尼龙袜子上班时，思谛常常会试着去摸她的尼龙袜子。或许他只是喜欢那种闪亮的颜色及袜子的柔软。我们不认为那是带有性刺激的行为。我们试着提醒他不可以摸别人的袜子。从那以后，我们再也没有看到他有这种行为。我们也被告知他喜欢班上金发的女同学。或许他喜欢那种漂亮的颜色。幸运的是他从未真正去触碰任何人的头发。

在思谛接近青春期前，我们读到一些有关性行为与性问题的文章，特别是关于自慰发生在男性青少年及有孤独症的男性。当我们去参加有关孤独症的会议时，也听到许多父母关心这些问题。

一般的态度是，所有的人类都会有性欲。自慰被看成是解决性需求的一种适当的方式，直到他们有"其他适当的方法"来代替，那就是有了一位性伴侣。

逸周：有些像思谛这样的男性，他们似乎没有什么"性欲"，自慰已经被视为一种释放生殖系统周期囤积精液的方法。它被比拟为一座大水坝，当储水多到会从水坝上面溢出时，必须要泄洪一样。有一些男性会在夜间睡眠时出现未预期的精液溢出（也就是梦遗），这种在睡眠时的射精，和做与性有关的梦没有绝对的关系。很多时候它只是身体的一种自然的保持生理平衡的方法。

在动物中，有些物种只会在每年固定的交配季节里，做出这样的年度释放。

但在其他季节里，它们不会有任何方式的射精，直到下一个交配季节来临。

对人类而言，射精并不常常和生育有关。若在恰当的情形之下它是可以带来一种快乐的感觉。不过，大自然也给我们另一种能力，不需怎么努力就能维持我们身体的功能，那就是在睡眠中的射精。

在孤独症的领域中，许多专业人士及父母都会强调如何教导他们的个案或孩子什么是"恰当的自慰"，以及在对的时间按对的地方去做。这些想法的背后紧跟着是，假如这些人已经有"适当的自慰"来疏解性欲，那么他们就不可能会再有多少性欲了。

有些特殊的方案及父母都指出用这种方法的正面结果来支持性取向。可是，也有许多其他方案及父母指出这种方法会引起他们的个案及他们的孩子反而有更多的自慰行为。

一些年轻人也许在早年就开始有自慰行为。这很可能是在自慰之后会引起性高潮及带来愉悦的感觉，尤其是在男性当中。对某些人，它可能会导致有上瘾的效果及促动他们有更多的自慰行为。

从一个基督徒及中国文化背景来说，我们不认为"适当的自慰"是一种对的处理性问题的方法。另一方面，许多像思谛这样的人对"性"没有兴趣。所以我们不用担心他们会因为有性欲而引发其他的问题。我们也不用担心他们会读一些信息来学习自慰。我们已经和他的老师们讨论过这个问题，也让他们知道我们不希望任何人教他"适当的自慰"。我们尽可能地避免他被暴露在任何与自慰相关的经验中。

很多年前，当思谛在夜间睡眠中因肠胃问题而意外地解了些大便时，我们教他自己在浴室清洗干净。他也学会了先把黏在内裤上面的脏东西冲洗掉，再把内裤放进洗衣机内等第二天再清洗。

所以，当思谛接近青春期时，早晨我们会紧盯着他。我们相信他的第一次射精可能会发生在晚上睡觉的时候。有一天早上，我们注意到在浴室洗衣篮里有一条他的湿内裤。我们问他发生了什么事？他回答说"我湿了"。我们彼此对笑了一下，问他是什么时候发生的？他回答说：五点三十分。我们告诉他做得很棒，因他自己清洁了，并且要求他在他的日历上做个记号。

自从那第一次经历以来，许多年，他只要裤子湿了就会告诉我们他"湿了"。现在，他甚至不用告诉我们前一天晚上发生了什么事，他只把"意外事件"记录在他的日历上。从我们第一次处理这个射精的问题到现在已经有许多年了，我们从不需要多花时间特别处理这个适当的"自慰"问题，看来我们的策略是有效的。

不过，我们也很确定我们的策略并不适用于所有的人，某些人可从中获得帮助。我们希望可以给一些像我们一样的家庭，提供一些方法来应对这样的问题。

写下这些故事也提醒我们：耶稣在教导关于独身的事。不是每个人都能过独身的生活，但是也有一些人被赋予了一个恩典，可以过独身的生活。我们曾读过一些文献：有关神父及修女在初期，或是甚至在他们住在修道院时对独身的挣扎。

在我们家，住了一位对性关系没兴趣的人。他一点儿也不被生理的性压力或性欲所困扰。有时候，我们看着他，想着他的未来。或许修道院是一个很适合他的地方，谁晓得呢？我们只能向神祷告，让他的恩典引领思谛。

第十三章
让江河一起拍手欢庆

你们当乐意侍奉耶和华，常来到他面前喜悦地歌唱。你们当晓得耶和华是神。我们是他造的，也是属于他的。

诗篇 第一百篇 二至三节

我们满口喜笑、满舌欢呼的时候，外邦中就有人说耶和华为他们行了大事。耶和华果然为我们行了大事，我们就欢喜。

诗篇 第一百二十六篇 二至三节

耶稣抬头观看，见财主把捐项投在库里，又见一个穷寡妇投了两个小钱，就说："我实在告诉你们，这穷寡妇所投的比众人还多。因为众人都是自己有余，拿出来投在捐项里；但这寡妇是自己不足，把她一切养生的都投上了。"

路加福音 第二十一章 一至四节

思谛几个月大时，我们去一个浸信会教堂做周日礼拜。这个教会在纽泽西的东桔市，离我们住的地方只隔几条街。每个周日早上，我们会带思谛去教堂，然后把他放在教会的托儿所。我们会在礼拜结束后去接他。显然，他一定在那里适应得很好，因为我们从没有在做礼拜中间被叫出去处理他的问题。我们总是听到托儿所的人员说思谛是个快乐、安静的小孩儿，而且总是笑容满面。

思谛 9 个月大时，我们搬到爱荷华州的爱荷华市。刚搬到那里时，我们认识的人不多。

几个月后，我们的第二个孩子出生了。大约有两年，我们没有参加任何教会的礼拜。但是我们会尽可能在周日上午看电视播的礼拜节目，在那时，我们住的公寓很小，所以在某种程度上，思谛也和我们一起观看那些节目。

在思谛 4 岁左右，美玲开始带着他的弟弟去附近的基督教改革派教堂，参加周日早上的礼拜，思谛则和逸周在家里观看电视播的礼拜节目。之后，逸周会在周日下午去参加当地的一个中文的礼拜。这就是我们家持续许多年这样的"分别"参加礼拜的方式。

思谛 9 岁时，我们住的城镇开始给有特殊需求孩子的家庭提供服务。给我们服务的是从大学社会系毕业的社工师萝莉 (Lauri)，她是一位非常仁慈、温柔、有耐心、非常关爱别人的人。思谛很快就和她建立了很好的关系。周日上午他会迫不及待地等她来我们家。

刚开始的几个周日上午，当其他家庭成员去教堂参加礼拜时，她会教思谛坐在电视机前看电视中的礼拜节目，她的目标是训练思谛未来能和家人去教会参加礼拜。

在那个时候，思谛很爱动。他不能好好地坐几分钟，他也常常会弄出令人讨厌的声音。我们希望萝莉能陪伴思谛，坐在他旁边至少半个小时观看电视中的礼拜节目。经过大约3个月的训练，萝莉告诉我们目标达成了。于是我们又向下一个目标进行，那就是萝莉和思谛开始和我们一起去教会做礼拜。我们都坐在最后一排，这样若当思谛变得不耐烦且坐立不安或弄出声音时，其他人不会受干扰。我们计划让思谛尽可能坐久一点儿。

我们带着一些他喜欢的书籍和玩具到教堂。在前几个周日，他可以和我们一起坐约20分钟，之后，萝莉就先带他回家。逐渐地，经过几个月的训练，思谛已经可以和我们一起坐着直到礼拜结束，大约一小时左右。

没有萝莉的陪伴，我们坐在最后一排好几个星期也没有发生什么问题。于是我们决定可以尝试再往前坐几排。在那时，思谛的表弟杰夫 (Jeff) 也和我们一起参加礼拜，我们问杰夫和思谛的弟弟是否可以坐在思谛的后面，这样若思谛吵闹时，我们不会那么紧张。我们主要的目的是不要让其他人在做礼拜的时候受到干扰。

每隔几个周日，我们就会再往前面一点儿坐，我们的目标是尝试尽量能坐得更靠前面。训练大约两年后，我们的家庭几乎可以很随意地爱坐哪就坐哪，我们再也不担心思谛会发生任何问题。

到现在，思谛仍然很喜欢去参加教会的各种聚会。每个周日上午，他总是第一个穿戴好衣服准备出门。在教会有夜间聚会的时候，他会告诉我们"去夜间聚会"。常常我们会找借口不去，但是因他的热忱，我们改变了心意。然后你会看到他脸上好大的笑容，当我们接受他的建议时，他一定是很高兴的。

他不仅喜欢去教会参加聚会，也喜欢去参加音乐会。我们曾经带他去参加在不同音乐厅举办的音乐会。同样地，这也是经过许多训练及尝试后的结果。

当我们开始带思谛去参加音乐会时，我们不确定他是否可以坐完全场。有一次，我们去参加思恩的小提琴老师在大学的小提琴独奏音乐会。我们对思谛是否有能力安静地坐完一个小时的音乐会没信心，所以我们比其他观众到的早一点儿，我们想坐在最后一排。可是由于人来得比预期得更多，在我们的后面就又加了许多排椅子，这样我们就不是坐在最后一排了。我们因不能换到真正最后一排的位子而有些焦虑，我们希望也祈祷思谛不会出现问题及能坐完全场。

让我们很惊讶的是他安静地坐完全场，而且好像很享受这些音乐。这个经验当然给了我们很大的信心，可以带他参加其他音乐会，甚至于到密歇根大学有名的山丘音乐厅（Hill Auditorium,

位于密歇根大学内，是 Ann Arbor 城内著名的大会堂）去听世界级的音乐家的表演。

现在，我们可以像其他人一样放松地享受音乐会，我们注意到思谛也成为音乐的爱好者。

在我们教会的周日礼拜有两个聚会。第一个聚会是传统的礼拜模式，第二个聚会比较现代及用比较快节奏的音乐。许多参加第二个聚会的信徒喜欢高举双手，好像在闻乐起舞。通常音乐声也比较大并且节拍较快。经过这两种聚会的经历后，我们很清楚的是，如果让他选择，思谛会比较喜欢第二种聚会。尤其当唱"拍拍你的手"(Clap Your Hands) 这首歌时，他会特别高兴，因为他可以像其他崇拜者一样拍拍手。他微笑、摇晃着身体，以及比别人慢半拍地拍手。他不在意自己的行为，只是融入他的歌声及崇拜神的时间。

美玲：在思谛还小的时候，我曾尝试教他学音乐。当看到他这么爱音乐时，我想如果他能用钢琴弹奏一些曲子，那该有多好。

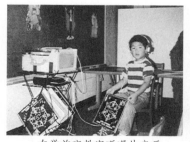
在学前班教室听唱片音乐

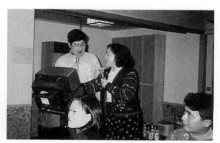
与美玲一起唱卡拉 OK

可是我就是没办法教会他弹钢琴。于是只好在我弹钢琴时，让他坐在我旁边，两人一起唱一些歌。

思谛 17 岁时，我们认识了一位音乐治疗师克利丝 (Chris)，她教公

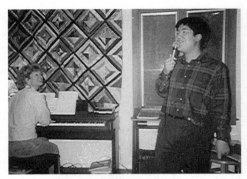

与克莉丝合唱

立学校的一些特殊学生。我告诉她我在教思谛学习音乐时碰到的困难，她告诉我她愿意教思谛。我很高兴找到了她。我开始带思谛去她家上音乐课。她给思谛介绍各种不同的乐器及教他如何学习简单的乐谱。她有一种特别的方法来教他，她用字母来代替传统的音符写乐谱。

从那以后，只要我用字母写一首歌谱，思谛就可以用自鸣筝或电子琴弹奏出来。这种方法真的很有效果。思谛没有办法用传统方式学习，但是我们必须帮他找出其他合适他的方法。

有一天，我实在太忙，没时间陪他练习音乐，他决定自己弹自鸣筝同时唱出歌来。我很诧异，但也很高兴，知道他能够自己解决一些事情，他不需要我帮忙就能享受音乐。

好极了，音乐家思谛。

有好几次在不同的场合，思谛被邀请在教会或某些会议场合唱歌。在唱歌时他仍然有咬字的困难及唱出一些不是很容易被理

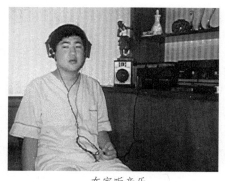
在家听音乐

解的歌词，但是他还是专心地边弹自鸣筝边唱歌。他对自己做的事非常认真，而且他特别会自我陶醉。这是一个多么令人感动的事情。

思谛真的很享受听音乐，他会花很多闲暇时间听赞美诗或是他自称的"教会歌"。有时他会一次又一次地听同样的歌曲，这是他自闭的特质，但是我们看到很多音乐家也做类似的事情。

在我们家有三个房间，均有 CD 或卡带播放机，每一个房间均有自己的 CD 及卡带架子存放不同的音乐：在思谛的房间大部分是他的"教会歌曲"，在逸周的书房大部分是古曲音乐，在起居室大部分是西部乡村歌曲及音乐。思谛会依着他的心情到某一个房间去聆听那个房间特有的音乐。

我们尝试把歌词打印出来，这样他可以跟着歌词唱出来。有时，他可以不用看歌本的索引就能在歌本里找到某些特定歌曲，或许他已经听了很多次同样的歌，所以他能够记得到那里找到那些歌曲，然后跟着唱出歌词来。有一次，我们听到一首歌并试着找歌词，就在那瞬间，思谛到书柜最上方拿出一本已经很久未被使用的旧歌本，里面就有那首我们在寻找的歌，真是太神奇了！

除了教会音乐，思谛也喜欢听古典音乐及一些乡村音乐。他最喜欢的电视节目之一就是"罗伦斯韦克节目"(Lawrence Welk Show)。他会在公共电视台一遍又一遍地看这个节目。有一天，当我们说到跳舞或是要他跳舞时，他就踮起脚尖转圈圈。我们起先不了解为什么他会这样跳舞，直到我们和他一起看了罗伦斯韦克节目，他尝试要模仿阿瑟·邓肯 (Arthur Duncan) 跳踢踏舞时，我们才恍然大悟。阿瑟·邓肯跳踢踏舞时会拍他的鞋子，然后转圈圈，我们看了思谛的"跳舞"，忍不住笑了，模仿得太棒了！

他有许多罗伦斯韦克节目及他最喜爱的歌手萝娜·英格丽希 (Ralna English) 的 CD 及录像带 (DVD)。有一年，罗伦斯韦克节目的一群演艺人员来密歇根表演，我们带思谛去看那个节目，他还拿到一张萝娜·英格丽希的签名照片。

今天，如果我们问他是什么时候我们去看的罗伦斯韦克节目在密歇根的表演，他会告诉我们是 2002 年 3 月。那天，对他来说一定是非常值得纪念的一天。

第十四章
我来是为了要服侍

你们若留意听从我今日所吩咐的诫命，爱耶和华你们的神，尽心尽性侍奉他。

申命记 第十一章 第十三节

正如人子来，不是要受人服侍，乃是要服侍人，并且要舍命，作多人的赎价。

马太福音 第二十章 第二十八节

　　思谛从小就很喜欢在家里跟在我们身边转，并尝试帮忙他能够做的事。他喜欢把玩具、书籍、餐具及一些家庭小物品放回它们原来的地方。

　　在他 5 岁左右时，我们买了一个二手鱼缸来养金鱼。当我们喂金鱼时，他总是很有兴趣地站在旁边看。当他看到金鱼上下游动追着食物时，他会笑并拍手来表示他的兴奋。

　　有一天，朋友的儿子来家里与小儿子思恩玩，过了短短几分钟，他发现思谛站在小椅子上把整罐鱼饲料倒入鱼缸里。思谛很兴奋地看着鱼儿游上游下地享受盛宴。他不知道鱼会因为吃太饱而死掉，他可能想这是在帮忙喂鱼。朋友的儿子赶紧告诉我们发生了什么事，我们尽可能把鱼饲料捞起来。除了几只吃得很快的鱼，我们救了大部分。

　　我们住在爱荷华市的时候，有一个很大的菜园。我们种了许多在当地杂货店买不到的东方蔬菜。每天我们都花许多时间来照顾蔬菜，思谛总是很喜欢跟着我们在菜园里工作。我们试着教他分辨蔬菜及杂草的不同，我们告诉他可以帮着拔杂草。他似乎很兴奋也很快乐，他可以在菜园帮忙。过了一会儿，我们去他的角落看看他在做什么，他正很开心地把蔬菜及杂草都一起拔掉。

　　思谛 21 岁那年的夏天，我们的朋友布莱特 (Brad) 来帮我们更换屋顶。当布莱特需要帮手时，他会请思恩帮忙。当思谛看到布莱特和思恩在屋顶工作时，他也很想上去帮忙，可是我们不确定他在屋顶上走动时是否能够保持身体的平衡。布莱特和思恩说他们可以帮忙注意他，思谛很快学会如何在屋顶走路，他甚至可以帮忙拿些小东西从屋顶的这一边走到另一边。有时候，他会停下来面带笑容地从屋顶环视周遭邻居，好像他在告诉我们他很骄傲，他已经征服高山了。

从那以后，当思恩在学校忙的时候，我们会请思谛到屋顶上拿掉一些树枝、树叶或排水管上的碎叶片，他一直是我们的一个大帮手。

在思谛的很多独特的特质当中，有一个是当他被请求帮忙时，他总是丢下手边正在做的事情马上过来帮忙。他从来就没有表现出不高兴，尽管他正在做的事情被打断了。他从来也没有拒绝过任何人的请求。

有时，他可能会花比较多的时间来完成被要求做的事情，那通常是因为他无法找到这个东西，或是他不知道到底他被要求帮忙做什么，可是他就是不知道该如何告诉别人他不确定他需要帮什么忙。

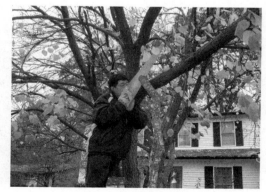

修剪树枝

思谛 18 岁时，有一位在教会很要好的朋友问：是否她可以为思谛做一些事。她让思谛每周去一次教会帮忙，主要负责把教会周日聚会单订在一起。他很忠心地做这件事 15 年。思谛每周四下午去教会办公室帮忙。他会花大约两小时把教会秘书刚打好的周日聚会单印出足够的副本，然后按照顺序排好，最后再把这些周日聚会单订在一起。教会平常使用的一般订书机不容易操作，在压了几百下之后手会很痛。一位很友善的教会执事发现一种方法，把订书机绑在一个木头架子上，然后放在桌上，这样思谛只要用脚踩就可代替手来订这些周日聚会单。

他认为那是他的工作，而不是个志工的工作。他很骄傲自己可以做这种工作，而且真正地投入。有些时候，教会秘书会通知我们某个星期思谛不用去做那件工作，当他听到这个消息时，我们可以看出来他很失望，好像有人刚刚把他所有的乐趣拿走了。

当然，现在的事情都可以用机器去做了。所以我们必须继续去寻找思谛可以做的事。

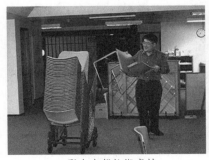

聚会完帮忙搬桌椅

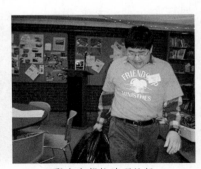

聚会完帮忙清理垃圾

思谛喜欢花时间在厨房里。当他 12 岁时，他的老师开始带他在学校的厨房工作，他学会清洁碗、盘、杯子、锅及一些餐具等。

在家里，我们也继续让他洗碗盘、餐后清洁餐桌等。他学会用手洗盘子或使用洗碗机。有些清洁工作或许做得不完美，但是他都是真心要帮忙。因为洗碗机可以帮他把工作做得更好，他学会了如何操作这个机器，就不再用老式的清洁方法了。

当我们去参加一些教会活动时，我们会自愿做最后的清洁工作。思谛从来不拒绝帮忙放好椅子、桌子。在搬椅子和桌子时，他的动作很快，教会里的一些人很喜欢思谛在旁边给他们帮忙。

他也很喜欢帮忙收拾脏盘子、碗、杯子及餐盘，拿到厨房去清洗。事实上，思谛总是愉快且兴奋，他可以掌控洗碗机。但是，有时我们并未被分配做最后的清洁工作，他还是会到厨房去看看有什么可以做的事。我们必须告诉他这次没有轮到他去厨房工作，或许下一次吧。那时，我们可以看得出来他是有些失望的。

另一个也会让思谛很高兴及兴奋的事，是做饼干或一种荷兰点心 (banket)。思谛约 15 岁时，教会里的一些家庭希望在我们镇上能成立一所基督教会学校。他们做了很多次募款活动，其中有一次是贩卖荷兰点心及苹果派。在美国，大部分基督教改革宗教会的会员是荷兰后裔，他们中的很多人很喜欢这种荷兰点心。他们需要许多志愿者帮忙做这些派及点心。思谛很会做这种点心，到现在，我们偶尔会做一些送给朋友，或给教会办社交活动时当点心。

　　他已经记得这个食谱，他知道如何去杂货店买材料做这种糕点。一旦我们拿到这些材料，他知道如何把它们和在一起，卷起面团及把杏仁拌在里面，然后放在冰柜里，直到可以烘烤时，再把它拿出来烘烤。

　　你可以看出来，制作这种糕点，他真的是很投入，而且在制作过程中，他的脸上总是挂着微笑。

　　自从我们搬到安娜堡，我们就参加年度"为饥饿而走"的活动，它通常是在 10 月初举行。

　　有些人会和组织者签订走 6 英里，来从他们手中拿到一些钱支持这个活动。我们认为这是一个很棒的活动，每年我们都签订当"步行者"。思谛不知道为什么人们要去步行，但是当我们去走那 6 英里路时，他总是很高兴、很兴奋。他总是戴着他的索尼耳机，而且跟着走得比较快的健行者走在我们前面，但是他会在每一个主要交通标志路口等我们。

　　当他跟着其他的"步行者"一起走时，我们不认为有任何人会注意到有一位低功能孤独症人士也在里面一起走。他走得像其他人一样，也是为好的理由而健走。

第十五章　吃这饼喝这杯

可见信心与他的行为并行，而且信心因着行为才得成全。这就应验经上所说："亚伯拉罕信神，这就算为他的义。"他又得称为神的朋友。这样看起来，人称义是因着行为，不是单因着信。

雅各布书 第二章 二十二至二十四节

所以，无论何人不按理吃主的饼，喝主的杯，就是干犯主的身、主的血了。人应当自己省察，然后吃这饼喝这杯。因为人吃喝，若不分辨是主的身体，就是吃喝自己的罪了。

哥林多前书 第十一章 二十七至二十九节

在我们参加教会的前几年，思谛的特殊需求并未被其他教友们全然了解。当他 15 岁左右，他的语言及社交发展仅约 2 岁的程度，而他的认知发展约在 5 岁左右，因此他无法融入任何主日学校的活动。教初中及高中主日学的老师们认为，让他加入主日学的活动很不妥，于是，他只好跟着我们去参加成人主日学的课程。大部分时间，他都是静静地坐在那里，有时会稍微移动一下身子。我们常常思考在那一小时的主日课里，他的心里到底在想些什么？我们很佩服及赞赏他的耐心。但是我们也在想象，如果我们坐在一个讲量子物理学的课堂里，这门学问我们一窍不通，对我们来说实在太复杂，难以理解，不知道我们会有什么样的感受。是否可以不带有任何不耐烦及无聊的表现而安静地坐在教室里上完一整堂课？

我们相信婴儿必须受洗，但是在纽泽西东桔市，我们参加的第一个教会不相信婴儿受洗是妥当的。我们搬到爱荷华市以后，有 6 年没有加入任何教会。当思谛已经 7 岁时，我们成为基督教改革宗教会的会员。我们和牧师讨论希望帮思谛受洗的事，他完全理解思谛的情况以及我们的期望，同意帮思谛受洗。

在仪式前，有好些天我们很担心在受洗过程中，他会出现不恰当或是令人尴尬的行为。然而，我们发现一切的烦恼都是多余的，思谛的受洗仪式的过程是那么令人感动及美好。

有许多年，当他看到其他的崇拜者在领圣餐时，他也希望能

领圣体圣血。他不能理解为什么他不能吃那面包及喝那酒。基督
教改革宗教会的教导是一个信徒要在众人面前宣称确信自己的信
仰以后才能开始领圣餐，这仪式通常在 16 岁那一年举行。当思谛
17 岁时，我们才与牧师讨论这件事。他很热情地同意帮思谛参加
这宣告信仰的仪式。

那年对我们的教会来说很不寻常，有 12 个人要参加这宣告信
仰的仪式。思谛的弟弟思恩也准备迈出这一大步。对我们来说，
知道思恩也会和思谛一起站在祭坛边，我们感到轻松多了。可是，
我们还是有点儿紧张，不知道他是否能够回答所有的问题。一般
传统是要在会众面前宣告信仰的每个人都会被问几个问题，并被
期待能恰当地回答。在那时候思谛的语言仍然很少。还好，我们
的牧师为思谛准备了 3 个简短却很重要的问题，且可以简短回答。

在圣灵降临节的那个礼拜天早晨，我们带着焦虑却兴奋地等
待一个重大时刻的来临。一个又一个年轻人都被问到一些问题，
他们都给了回应。思谛是最后一个被问的，他镇定且耐心地站在
那里。最后，牧师问他 3 个重要的问题："你相信神爱你吗？你
也相信基督爱你且他是为你而死吗？你相信圣灵爱你而且一直帮
助你吗？"思谛很大声地回答"是的"。牧师重复思谛的回答说：
是的，你是相信的！思谛的反应引起会众的大笑声及鼓掌。

思谛在那天特别高兴，因为他吃到了面包及喝下圣杯里的酒，
那是他第一次领圣餐。

　　有些人可能会问，假如思谛知道上帝是谁，以及问他到底了解圣餐是什么，他可以吃这面包及喝这杯酒吗？

　　他从未提及他的信仰，因为他没有足够的语言沟通能力来表达他的想法及感觉。我们常在想他心里在想什么？他是否和我们一样会感到快乐及痛苦？他怎么看我们及别人呢？他与周遭的人们互动经验是什么呢？尤其是教会的人们，他是否感受到神的爱？他从未用语言来与我们分享他的感受，他可能永远也不会那样做。但是有一点我们可以确定的是，他爱听也爱唱"教会的歌曲"。不管是在家里或旅行，只要可以，他会一遍又一遍地听教会的歌曲 CD，这可能是他的自闭行为之一，或者也可能是因为他也爱神？

　　可以确定的是思谛很喜欢去教会做礼拜、参与社交活动及做志愿者，他总是喜欢服务别人。他总是很满足与快乐，他从未对谁生气，也不会对谁有不好或反对的想法，他没有任何一位敌人。我们不知道这世界上有多少人像思谛一样有一颗纯净的心。

　　他能吃这面包、喝这杯酒吗？

　　我们的牧师和我们都认为，在他公开宣布他的信仰那天，这些问题已经被回答了。

　　我们现在看到的是思谛在引导我们祷告，并与主耶稣做深深的交流。当我们与思谛在领圣餐时，我们看到主耶稣在思谛身上所呈现的纯净、平和、热爱生命及爱这个世界。现在当我们听到主耶稣的话"吃和喝吧！这是我的身体给你们的"。这是一种全新的方式，神已经变成为我们的身体，让我们可以触摸到神和被治愈。马太福音第 25 章第 40 节告诉我们："这些事你们既作在我这弟兄中最小的一个身上，就是做在我身上了。"从思谛身上，我们看到与耶稣的来往，触摸思谛就像触摸在我们中间活生生的基督。

如今，在我们去教会的那些礼拜天，思谛能全程参加聚会。他甚至会比聚会的程序稍为领先了一些。唱圣歌，那是他最喜欢的部分，当他看到其他人在拍手，他也会一起加入。他尝试依循礼拜的仪式、阅读经文，即使他无法理解其中的意义。

我们会帮他准备一些钱放在奉献盘里，他很高兴奉献。到了会众彼此打招呼的时候，他会和每个人握手，甚至那些不喜欢和人握手的人。有时他也会重复握同一个人的手。

讲道时间对他来说仍是一个难以全程专注的部分。我们已经教会他如何通过圣经首页列出的经书的页码去找到某些经句。当他找到那特定的福音书籍页码时，他可以找到牧师马上要讲道的经句。

我们有时在想：也许他没有在聆听牧师的讲道，因为他实在不懂讲道的内容，可是有时候当牧师说出一些他熟悉的字，如"披萨"(pizza)，他会大声说出这个字，或是当他听到"站起来"(stand up) 时，他会很自然地在讲道中站起来，我们会感到不好意思，赶快叫他坐下。

我们知道这是思谛参加礼拜时虔诚的方式，他已经尽他最大的努力，在整个礼拜过程中试着做到和别人一样。

第十六章 思谛的侍奉

虚心的人有福了，因为天国是他们的。——温柔的人有福了，因为他们必承受地土。——清心的人有福了，因为他们必得见神。使人和睦的人有福了，因为他们必称为神的儿子。为义受逼迫的人有福了，因为天国是他们的。

马太福音 第五章 第三节，第五节，八至十节

我亲爱的弟兄们，请听，神岂不是拣选了世上的贫穷人，叫他们在信上富足，并承受他所应许给那些爱他之人的国吗？

雅各布书 第二章 第五节

神却拣选了世上愚拙的，叫有智慧的羞愧，又拣选了世上软弱的，叫那强壮的羞愧。

哥林多前书 第一章 第二十七节

　　大部分的人看思谛是一个"残障"的人，他只能有较少的贡献，而对他的家庭及他的社区是一个负担。只要他一直是如此被看待，那么他真正对其他人的贡献就不会被觉察。但是藏在思谛的生活里却有看不见的，为侍奉许多人做的准备。

　　思谛没有独特或轰动的天分或美德，不管在语言或书写上都是非常有局限性的，他无法表达他自己。但是他也是一个全然被祝福的人，在他的"残障"里，他成为展现神的恩典与爱的独特工具。

　　思谛有些强迫行为及容易分心而不专一，但是他没有世俗的野心，他的心是完全且随时为神准备的。他的"残障"变成是神赐予的礼物，对他来说，神永远不是追求智慧或情感的对象。他对神的爱也只能被那些愿意接受他的本相的人们认知到。广义来说，我们看到的是一种并行的耶稣的生命，只能被那些愿意接受他是被上帝派来的人们所认定。就如耶稣告诉他的门徒说："凡为我名接待这个小孩子的，就是在接待我；凡接待我的，就是那差我来的，你们中间最小的，他便为大。"（路加福音第9章第48节）

　　有许多年，我们尝试过更有灵性的生活。我们知道我们必须为神倒空一切，要逐渐地摆脱阻挠我们要深度地与神接近的各种想法、情感、感受及热情。然而，就像俗话说的"说比做容易些"。但在每天和思谛一起生活的这40年改变了我们。在我们与他的关系中，思谛给了我们新的视野及新的听觉，我们比自己预期的改变了很多。

在照顾他的每个日子里，我们一直听到"爱"的声音在我们的内心。每天和他在一起的时刻是给我们沉思的纯净礼物，我们都一起接触到神的一些东西。与思谛紧紧地生活在一起，不仅让我们更接近自己的脆弱与软弱，也帮助我们看到神及感受到他的仁慈与爱。

思谛的持久安静，好像在告诉我们：有时候我们说得太多了，应该安静一些，这样才能听到其他人的需求而帮助他们，也才能听到其他人的好消息并与他们分享。我们需要安静点，这样才可以听到自己内在的声音及神的声音，引导我们过更有意义的生命。

思谛可以平和地坐很长的时间，并享受聆听"教会的歌曲"。这似乎在告诉我们，这样跑来跑去，好像我们的生命是一个接着又一个灾难。

在他的安静、微妙的方式下，他正在告诉我们，我们太没耐心又坐不住，我们有太多的焦虑、害怕及没有足够的时间去静心、默想。

他已经展现给我们看，我们必须放慢下来，尽可能地享受神给我们的平和、美妙的乐音、漂亮的绘画、美丽的自然风光及优质的图书等等。

思谛完全地满足及经常快乐地过他的生活。这也提醒我们总是被个人主义、物质主义及追求感官神经所控制及驱使。我们对自己的成就及付出忧虑太多。我们也会被一些顾虑所牵绊，就如：我们该怎么说以及当我们这么说时别人会如何回应？我们要写些什么？别人是否会喜欢我所写的？

然而，一直以来，思谛就在告诉我们："不要担心，神会照顾我们。神的爱和我们对他的爱比任何事物都重要。看看我，我没有任何名利，我没有得到任何奖赏，但是我非常快乐和满足。"

思谛从来就没有抱怨过任何事或任何人。他总是那么顺从及乐意去做任何人要他做的事。

他从来没有因为他说了什么而冒犯过某个人。他从来就不需要做任何努力来驯服自己的舌头。他的风度展现给我们一个新的意义"多言多语难免有过，禁止嘴唇是有智慧"。（箴言第10章第19节）

思谛对我们的全然信任及依赖也在告诉我们一个重要的人际关系，他很安静地告诉我们："如果你们全然地爱我，我可以过得有意义及很快乐。"

他很清楚地挑战我们去看到唯有慈悲才是唯一丰富我们生命的途径。这个挑战督促我们用爱再次检验我们生命里与每个人的关系。我们开始看到无论我们认为自己有多独立及多么自给自足，但是事实是在我们的生命中有一大部分包括成功、财富、健康及关系，都是靠别人所做的各种决定。我们需要他人，需要爱，并关心他人，来维系和支持我们去完成我们的使命。通过思谛，我们学到了当我们坚强时要付出我们的爱，当我们脆弱时要接纳别人的爱。假如我们都要活得有意义、平和及快乐，我们必须要无条件地且完全地爱他人。

我们从思谛那里学到的另一种矛盾的人际关系是，当你爱与给予时的美妙在于不是只有给予，在那同时你也在接受。照顾思谛也同时让他来照顾我们。他帮助我们了解到我们可以给他的最大礼物，是我们敞开胸怀接受他给予的最珍贵的礼物，和平与爱。这种相互交换的结果是我们和他都变得富有了。我们变得更成熟。这样一来我们照顾思谛变成一种特殊的恩典，而不是一种负担。

我们一直在过"忙着做许多不同的事情"的人间生活。有好多年我们在问自己，如果有一天我们被允许上天堂，我们可能过着一种整天唱圣歌、追随着神的生活吗？即使我们可以，我们是否会天天快乐？但是现在，通过思谛，我们开始更明白耶稣说的"我实在告诉你们：你们若不回转，变成小孩子的样式，断不得进入天国"。（马太福音第 18 章 3 节）使徒约翰已经警告我们："我对你们说地上的事，你们尚且不信；若说天上的事，如何能信呢？"（约翰福音第 3 章第 12 节）

在我们能够经由思谛而听到或看到有关神的应许之前，我们对在天堂的生命可以是平和及快乐的信仰一直是脆弱的。而现在，我们可以看到思谛及许多和他一样的人都像"小孩子"有着纯净的心及更容易倾向满足。我们都知道不需要太多就可以让小孩子们快乐。假如思谛和那些像他一样的人们能够在地球上拥有平和及愉悦的生活，我们就应该相信我们在天堂的生活将更平和及愉悦。

越是从思谛及其他像他的人们身上学习到更多经验，我们越是相信我们可以从地球上感受到天堂的滋味。只要我们允许自己转变成像"小孩子"，然后我们就能够相信更多关于天堂的事情，并转化我们自己完全变成"小孩子"。

思谛真的是神赐给我们的礼物。他已经教导我们成为对他和他弟弟更好的父母亲。通过他，我们变得更仁慈、更有耐心及爱许多有残疾的朋友和他们的家人。他帮助我们感受到更接近神，而且开始一天一天更清晰地看到他的面目。

比起其他任何人，思谛更能连接我们与我们的内心、我们的社区及我们的神。他是一位我们有责任要照顾的人，但是他也带着我们难以置信地深入他的内心及生命里。我们已经照顾他 40 年了，我们一直爱他，他是神赐予我们的无价礼物。他永远也没能力告诉我们有关他的灵性旅程。他是上天赐给我们的灵性老师，他是我们心爱的朋友，同时是我们所知最易受伤害的人，但同时也是最有力量的人。

对大部分与思谛接触或工作过的老师、心理专家、语言病理师、社工、医生、牙医及政府职员而言，他只不过是位学生、顾客或病人。他们不是都有机会认识到他美丽的心灵及温柔的心。

但是在思谛生命中有几位很特殊的老师，他们可以看到神赐给思谛的美丽灵魂、一个平和及温柔的心、乐意去服侍及总是满足与快乐。这些人能体会到真正的关怀是相互的。思谛和其他类似的学生也可以给他们学习的机会，进一步丰富他们自己的生命。

我们已经明显看到一些曾经直接与思谛面对面接触的人们，在态度上有很明显的改变。

在思谛被安排在一般教育班级时，他的体能老师在那以前从没有教过类似思谛这类学生的经验。可是她愿意让思谛去上她教的体育课。这样他就可以参加她班上的所有活动。我们相信经由这样的互相照顾的精神，她学到思谛及类似思谛这样的学生也有一些宝贵的品质给她及其他一般正规教育的学生。从那以后，她开放她的班级，让更多的特殊学生来上课。

思谛在高中的融合课程中，也上过包括学习计算机基本技能的商业课程。他的计算机老师是一位充满爱心及同情心的人。她同样也没有教过思谛这类学生的教学经验，但是她对思谛很有耐心。当她发现她的一般正规教法对思谛无效时，她愿意在课后花更多时间，尝试用不同方法来帮助思谛学习。每次当我们参加审查思谛的教育课程与她相遇时，我们总是听到她赞美思谛多有耐心及乐意学习，以及思谛如何帮她成为更好的老师。

当我们去见思谛上班的药妆店经理检查思谛的工作表现时，他告诉我们：我对思谛的工作表现没有任何问题，他有非常好的工作态度，假如我所有的员工都有和他一样的工作态度，我的工作就会更轻松了。

这位经理是一位神派来为有残障的人们服务的。多年来他雇用了许多残障人士，我们非常肯定他与思谛的工作经验会给他更大的信心，去雇用有残障的人们。假如那是他的使命之一，我们可以看到思谛帮他完成了。

我们可以看到思谛的灵性感动了许多专业工作者，他肯定会留在他们的心中。我们希望每当他们告诉别人有关思谛的故事时，他们会记得他的精神，和平、耐心、诚实、温柔、爱与欢乐。他的精神会引导他们，让他们完成自己的任务。

思谛不需要去当地的学校董事会，去争取和证明为什么他和其他类似的学生需要进入一般正规教育课堂。他不需要去当地的就业单位去争取平等的就业机会。他不需要去演讲或是写书来宣扬他的和平与爱的信息给大家。他就是一个活生生的例子，来展现为什么所有神的孩子都必须被平等对待。

思谛和类似他的人们对我们这个破碎、脆弱及失败的广大世界来说是个提醒，我们并不是没有残疾，只是我们视而不见。思谛和像他的人们提供给所谓"正常的"人们一个机会，用不同的方式来思考他们自己的生活、各种目标、对人慈悲的种种愿望，以及基本价值、互相尊重与互相关怀。

有些时候，一些新的教会成员遇见我们并发现思谛的"残障"，他们会说："喔！很抱歉他有孤独症。我会为他及你们祷告。"其他在教会时间比较长一点的教会成员，则会告诉我们，当他们

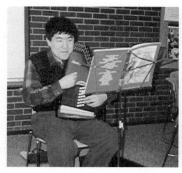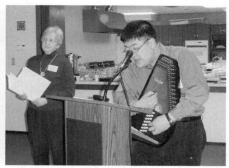

在友谊团契聚会时用自动竖琴自弹自唱

在周日礼拜看到思谛弹奏自鸣筝，以及唱"上帝如此美好"时非常感动。

　　有一些教会里的老朋友会尝试对思谛说声"嗨"，但在大部分时间他是没有回应的，而这些老朋友在下次见面时还是会和他打招呼。他在我们教会的存在的确给了一些教会成员一个机会，去练习明知不会马上获得回应时，仍然去爱其他的弟兄及姐妹。

　　由于思谛需要一些灵性课程及社交活动，于是一个友谊团契被发展出来（参阅本书第8章）。通过服务及成为思谛及其他有特殊需要人们的朋友，许多教会成员也有机会用不同的想法，来思考与耶稣及"最小的兄弟和姐妹"的关系。多年来，许多志工导师深深地被这群最脆弱及无力的年轻男女感动，他们每年都回来当志工导师，也和这些有特殊需求的人们成了朋友。在每次团体聚会的时候，他们都好像很高兴看到彼此，他们互相拥抱并迫切地分享各自的生活，好像很久未见面的老朋友。事实上，他们在两周前才见了面。看到这种情况真的让我们欣慰。

经由思谛和他的特殊朋友们，我们学习到"匠人所弃的石头已作了房角的头块石头"（彼得前书第 2 章第 7 节）的新意义。

这些年来，思谛的故事已经被几个专业杂志及一个地区新闻报道出来。我们已经听到一些父母亲及祖父母们说，他们在阅读后如何被感动。这一定也是思谛的各种侍奉之一，去服侍那些照顾与他相似的人们。

思谛带着好消息被送到我们这里。他以前及现在都是被神疼爱的孩子。他的任务及服侍都是独特的，因为他没有意识到过去至今在他周遭发生的一切。他不知道任务、使命、修复或服务。他没有任何策略或计划去做他的任务及完成他的使命。他就是这么简单、安静及独特地存在，并呈现他的平和与爱。他是神的爱及平和的寂静见证者。他带来神的信息："生命是一种礼物，我们每个人都是独特的，因名字而被认识，被造就我们的人所爱。他的爱不需要依赖我们的长相、我们拥有什么及我们成就什么。"

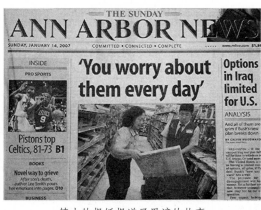

镇上的报纸报道了思谛的故事

思谛的存在告

诉那些接近他的人们"看看我，神爱我如我所是，神爱你们就如同爱我一样"。思谛的侍奉没有期望任何回报。他的侍奉很纯净并开放给任何人，只要他们想成就这个已经分配给我们每个人的侍奉。

第十七章 去各地旅游，看世界的美好

我所见为善为美的，就是人在神赐他一生的日子吃喝，享受日光之下劳碌得来的好处，因为这是他的份。

传道书 第五章 第十八节

思谛 9 个月大时，逸周刚完成他在纽泽西的第一年精神科住院医生训练，他要在爱荷华大学继续完成住院医生训练，于是我们打包所有的家当放在拖车里，一路开往爱荷华州的爱荷华市。这趟车程相当长而且艰难，因为我们从未开过后面还挂个拖车的车子。逸周在那时也没有太多开车的经验，而且美玲已怀孕 4 个月，又要在后座照顾思谛。那天思谛拉肚子，需要频频更换尿布。除此之外，他倒是不哭不闹，是一位很乖巧的旅行者。

在那以后的几年，我们曾开车走很远的路，去不同州拜访亲戚和朋友。思谛一直都很喜欢旅行，也从来没有给我们添麻烦。当他在车子里时，他喜欢听音乐。思谛 11 岁大时，我们一家甚至一路开车到西岸的西雅图，然后北上到加拿大温哥华去拜访一些老朋友。

他仍然无法与我们拜访的大人们说话，也无法与我们拜访的朋友的小孩子一起玩。但是我们的朋友不认为思谛和他同龄的孩子有什么不同，他们邀请他参加所有的活动。我们感到非常欣慰的是有这样体贴的朋友。我们全家享受了两星期很愉快的假期。即使到今天我们问思谛是哪一年去温哥华的？他可以马上回答是 1985 年 8 月。

思谛 13 岁大时，逸周有一个回台湾工作的机会，我们希望带孩子们回去拜访并看看他们是否喜欢住在一个新的不同的地方。这是两个孩子第一次坐飞机。我们不晓得思谛对长途飞行会有什么反应，所以我们决定中途在夏威夷暂停几天，这样整个旅程就会变成两个短途旅行。

结果是思谛在飞机上适应得很好。他在飞机上不是听他的音乐就是在睡觉。当他要上洗手间时，他也会告诉我们，我们其中一个就会在洗手间外面等他，以防他需要帮忙。

在飞行途中，我们都睡着了。当我们醒来时发现思谛面前有一个餐盘，他已经在我们睡着时吃完了。而他是坐在靠窗的位置，到底他是如何与空服人员沟通及取得餐点的呢？我们永远也不会知道。但不管怎样，我们为他感到骄傲，我们不再担心带着思谛一起坐飞机去旅行。

从那以后，每次我们告诉他要再去台湾，他一定问："两次飞机？"他记得我们必须在中途停留。

有一年我们去香港，我们坐一小时的渡船去长洲岛拜访一些亲戚。在渡船上思谛一直注视着海水，而且好像很享受坐船的样子。从那次经历后，我们一直记得他很喜欢看海，之后我们又带他坐过好多次船。

思谛快 23 岁那年，逸周被邀请去新西兰的惠灵顿演讲，思谛也一起去。我们计划在开完会后去新西兰南岛玩几天，然后去澳洲再玩几天。我们记得思谛喜欢在香港的渡船经历，所以在演讲结束后，我们坐连接岛间的渡船，从惠灵顿横过海洋到新西兰的南岛，这是思谛又一次值得记忆的坐船经历。

　　思谛 25 岁时，我们第一次坐加勒比邮轮旅游。我们没有任何坐邮轮的经验而订了一个只有一个窗户的船舱。在邮轮上，思谛坐在窗户边好长一段时间注视着海洋。从这次经历后，再坐邮轮去阿拉斯加旅游，我们知道要订一个有阳台的船舱，这样思谛就可以坐在外面听 CD 及欣赏风景。事实上，他真的花很长的时间坐在阳台的椅子上看海水及听他的音乐。

　　他喜欢邮轮上的食物，尤其是自助餐。我们必须常常提醒他不要吃太多，他就不用去跑步或游泳来"减肥"，他是这样说的。他真的很高兴和我们一起去旅游。

　　我们常常想去看一些欧洲国家，所以在思谛 31 岁时，我们第一次坐地中海邮轮去旅游。我们先飞到罗马，以便我们有几天可以去参观古罗马竞技场及梵蒂冈市。这两个地方都是游客大排长龙，我们怕思谛会烦乱不安。可是他就像平常一样和我们随着人潮移动，表现得很棒！

　　西斯廷教堂是如此的富丽壮观，我们尝试让思谛看那些美妙

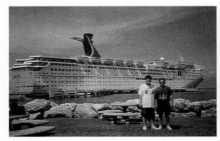

东加勒比海邮轮旅行

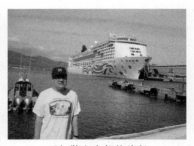

西加勒比海邮轮旅行

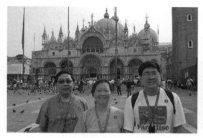

威尼斯圣马可广场

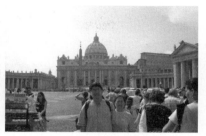

意大利圣彼得广场

的绘画。思谛常常被电视中看到的教宗所吸引，所以能带他来看这些教堂及告诉他教宗住在那里是一件美好的事。我们甚至走到圣彼得大教堂的屋顶并往下看圣彼得广场以及梵蒂冈城区。我们回家后，只要电视播出梵蒂冈的影像，思谛可以认出来这个地方。

邮轮带着我们去了庞贝城、那不勒斯，在那里我们走过了被毁坏的街道。然后我们到威尼斯，看到许多鸽子到处走来走去。我们买了一些面包给思谛，让他去喂鸽子；我们也很享受搭船横跨大运河。

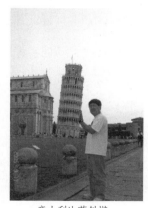

意大利比萨斜塔

我们的下一站是去看西班牙巴塞罗那的一座未完工的高迪天主教堂，我们尽量往教堂的顶上走及观赏那些雕像。

这次旅游的最后一天，我们去看比萨斜塔。我们尝试让思谛明白这个塔不是直立的。后来当我们拿出我们拍的照片给他看后，他或许就了解了。

　　思谛 39 岁时，我们带他去多瑙河坐邮轮，那是另一种不同的邮轮，那邮轮里没有游泳池、没有自助餐、没有太多娱乐设备，游客大部分是退休人士，思谛可能是船上最年轻的一位游客。

　　我们有一个需走很多路的旅程，但思谛一点儿也不在乎。当我们去德国纽伦堡参观时，我们的导游邀请思谛和另一位旅客帮他拿着巨大的地图，这样他可以向大家介绍这个城市。我们很担心他可能无法拿太长的时间，很高兴的是他没有移动太多身体，游客可以很清楚地看到导游指出的地图上的每个景点。介绍景点结束后，我们都松了一口气。

　　在维也纳时，我们去听了一些音乐会，思谛能够和我们坐完全场，他似乎也很享受那些音乐会。

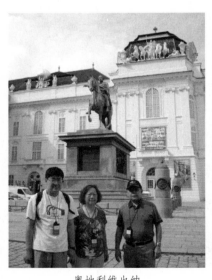

奥地利维也纳

　　我们已经知道思谛也喜欢坐火车，每隔一段日子他会说："坐火车。"他一定是记得我们坐火车时发生的一些有趣的事情。所以到了新西兰南岛的北端后，我们就乘太平洋海岸线火车去一个叫基督城的城市。如果我们从惠灵顿坐飞机到基督城，只需花 2 个小时。而坐船再加上火车则大约需要

6个小时，但是为了思谛，这样的安排比起坐飞机要有趣得多及值得回忆。

我们到达澳洲后，我们去了出名的悉尼歌剧院及有名的水族馆。我们从悉尼再飞到墨尔本拜访一些朋友。我们又坐了一次火车去市区看看，也去了墨尔本动物园。思谛真的很享受坐火车旅游。

有一年，我们在游览完日本的京都后，必须从大阪飞到东京去乘飞机到台湾。因为已经知道思谛很喜欢坐火车，于是我们决定不坐飞机而改乘新干线列车去东京。坐飞速的火车对思谛来说，又是一个很特别的经历。

经过这些年，我们带思谛参加了很多次在美国不同州及加拿大的会议及度假，有时候，他必须坐完全场会议，每次也都会很耐心地坐在会场里。通常我们会带着他的CD、耳机或是一些单词搜寻的书，让他能自娱自乐。

1999年的4月，我们开车去俄亥俄州的克利夫兰开会。当我们快到旅馆时，我们发现有一家鲍勃·埃文斯 (Bob Evans) 餐厅在旅馆的对面。我们觉得这个地方看起来很像以前我们曾住过的旅馆。当逸周在柜台登记时，美玲问思谛我们以前有没有住过这家旅馆。她并没有期待思谛的回答，但思谛说："1993年10月。"

我们没有想太多，因为一般这种地区性会议举办的时间几乎都会在同月份（上次是在10月份），而这次会议却是在4月份。但是当我们回家后查阅我们的记录时，我们确实在思谛告诉我们的时间曾去住过这家旅馆。那时，我们才知道他对我们旅游时发生的事件、地点及时间记忆很好。这常要靠我们如何去问他，然后他会给我们正确的答案。因此我们开始问他：哪一年我们去了加拿大的温哥华、阿拉斯加等，令我们很兴奋的是他都能记得那些日期。

思谛 17 岁时，我们被邀请到台湾在一个专业会议中演讲，而我们不希望孩子缺课，因此也就没有带他们一起旅行。我们请思谛的助理老师及另一位朋友来家里照顾他们。

我们问思恩对于让他和思谛一起留在家的想法，他告诉我们：只要思谛帮忙煮饭及洗衣服，我就没问题。思谛已经被证实在做家务方面是相当可靠的。

虽然思谛很喜欢度假及旅行，但是当我们在旅游时他仍会去想他做的工作。每天他会提到在那一天他应该要做什么工作，然后他会说或许他的工作伙伴会帮他做。或许是他觉得有点愧疚，因他在度假而没有工作。

思谛真的很享受和我们一起去旅行，不管是坐飞机、轮船或火车。他从未给我们出任何问题。反而他是一位大助手，尤其是在机场。他可以拿较重的行李箱及当我们办理登记手续时会照看所有东西。登上飞机后，他会帮忙把我们随身带上飞机的旅行箱放进头顶上的行李柜里。

我们在澳大利亚的墨尔本旅游时，有一天晚上，我们去了一个购物中心买了一些衣服。不知为什么，我们在商场的小广场休息完离开时，竟然忘记了拿购物袋，而且过了好一段时间才发现。当我们回到那个曾经坐过的小广场，已经找不到购物袋了。思谛可能发现我们因丢了袋子而很沮丧。从那次意外以后，每次当我们旅行时，思谛会盯着我们的行李。甚至于在机场，当有人拿着我们的行李去检查时，他都不放手。我们必须向他解释：过一会儿可以拿回来的，他才会放手。他是一个多么勤奋且忠心的守护者啊！

我们很惊讶思谛可以适应我们经历的不同环境及文化。他第一次在台湾上厕所的时候，我们找不到一般的坐式马桶，必须教他如何使用蹲式马桶。有一些地方的厕所也确实很脏乱，但很欣慰的是，当他必须上厕所时，他并未大惊小怪。我们必须带很多卫生纸及洗手液在事后帮他清洁。

我们去日本旅行时，有一些旅馆的厕所里不仅有电子按钮，还有温水洗屁股。思谛很快就学会用它，而且真能享用这个奢侈的物品。

在第一次去台湾时，我们盯紧思谛。我们不希望再次面对他在夏威夷旅馆发生的迷失在电梯里的事件。当我们去逛街买东西时，我们会告诉他要跟紧。但他还是很快就自己走开了，原来他不喜欢台湾夏天的炎热，他知道店里哪些地方有冷气，那也是我们通常能够找到他的地方。

他真的很喜欢书店里的食谱区，他虽看不懂里面的中文，但是很喜欢看里面的图片。他也会到音乐区去试听一些 CD。虽然他不懂歌曲里的任何词句，但你会发现他在听歌时也跟着唱，享受歌曲中的每一刻。

我们会尝试许多不同口味的餐厅及食物。思谛似乎喜欢任何我们所点的餐点。我们曾在小巷子吃东西，也会在拥挤的小餐馆吃，他不会在意人多，人们也没注意到他的不同。

我们要他尽可能地去尝试各种新事物。

在访问日本时，思谛爱上了寿司及生鱼片。他确实乐意尝试不同的食物。他一直维持吃寿司及生鱼片的习惯，常常要求去住处附近的日式餐厅吃寿司及生鱼片。

当我们在台湾的餐厅用餐时，我们必须要求服务生给思谛汤匙及叉子，在那时他还没学会使用筷子。因此我们回到家后，思谛决定要学习如何使用筷子，逸周教他几次后，他很快就能用筷子了。如今，他很会用筷子。从那以后，在我们旅行时，就不用再麻烦服务员了。

我们也带思谛去理发店理发。在店里他和理发师不交流，因为理发师只会讲中文，其实这样也不错，理发师就不会发现他说话怪怪的。

有一天，当我们在一个火车站等车时，发现有一位老先生在帮候车旅客擦皮鞋，于是我们让思谛坐下来让他擦鞋。思谛喜欢也享受这样被服务的感觉，他也很高兴从自己的钱包（我们事先已放入钱）拿钱付给这位老先生。

在台湾作短暂停留时，思谛好像有一段好时光，因为我们回到家后，他常常喜欢重复看我们给他拍的许多照片，或许是尝试回忆那段美好时光。

这些年来，我们已经去过中国很多次了，曾经多次攀登过著名的长城。如果我们允许他的话，思谛可能可以走到最高处再回来。他走得很快而我们跟不上他，他必须中途返回来与我们会合。他喜欢从高处欣赏风景，我们知道他在享受一个好时光。

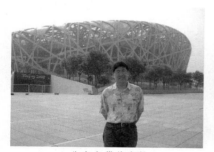

北京鸟巢体育馆

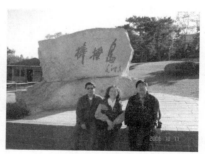

棒棰岛

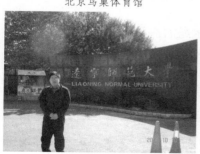

辽宁师范大学校园

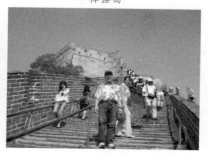

万里长城

　　虽然许多次旅行在进出海关时都没有问题，可是有一次却发生了一点儿麻烦。在那个时候，当你去柜台报到时，你必须回答一些问题，他们会问：是你自己打包自己的行李吗？有人来碰过你的行李吗？你有帮别人拿一些东西吗？

　　事先我们不知道也没给思谛训练如何回答这些问题。当他被问这些问题时，我们向柜台工作人员说他有孤独症，也没有沟通能力来回答这些问题。

　　她很快地拿出一份文件，上面有许多国语言，她问：他可以说哪一国语言？我们尝试再向她解释一次，而且问她我们是否可代替思谛回答这些问题，她告诉我们那里有个摄像机在照着她，所以她不允许我们代替他回答问题。经过多次解释，她都不让我们帮忙，不过，她还是让我们过关赶紧去坐飞机。

　　到目前，思谛已经坐邮轮去过东加勒比海及西加勒比海的许多岛屿、巴哈马、阿拉斯加、夏威夷岛、东地中海及多瑙河沿岸的国家。思谛已经去过的国家、特区及岛屿包括：中国大陆、台湾和香港，日本，韩国，新加坡，新西兰，澳洲，加拿大，牙买加，阿鲁巴，巴贝多，波多黎各，多米尼加共和国，西班牙，法国，匈牙利，奥地利及德国。

　　在美国，思谛去过以下这些州：阿拉斯加、亚利桑那、加利福尼亚州、佛罗里达、夏威夷、伊利诺伊、印第安纳、爱荷华、堪萨斯、路易斯安那、密歇根、明尼苏达、密苏里、内布拉斯加、内华达、纽泽西、新墨西哥、北卡罗来纳、北达科他、俄亥俄、宾夕法尼亚、南达科他、得克萨斯、维吉尼亚、西维吉尼亚、华盛顿、华盛顿特区、威斯康星及怀俄明州，谁知道呢？说不定哪天思谛会游遍美国各州，他是一位多么令人惊讶的旅行家啊！

在多次旅游许多地方后，有几年，他成为西北航空公司的银卡精英会员，并得到一些免费的飞行行程。

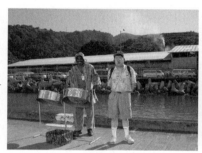

牙买加

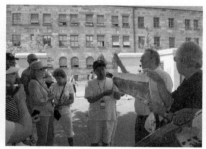

牙买加

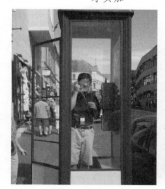

匈牙利布达佩斯

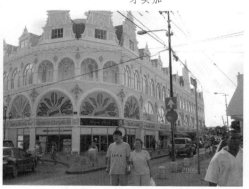

阿鲁巴

第十八章
思谛的每天生计

我们日用的饮食，今日赐给我们。

马太福音 第六章 第十一节

到第七日，神造物的工已经完毕，就在第七日歇了他一切的工，安息了。

创世记 第二章 第二节

在思谛长大过程中，我们通常会在家里为他烤个蛋糕庆祝他的生日，他的老师们也会在教室为他举办生日派对。他稍大一些后，老师们会带他和他的同学们去一个披萨店庆祝他的生日。在那里思谛和他的同学们可以在吃完披萨后玩一些游戏。所以如果你问思谛喜欢去哪里庆祝他的生日，他会告诉你"吃披萨的地方"(pizza place)。

他21岁那年，我们问他想去哪里吃晚餐庆祝他的生日，他毫不迟疑地说"老城酒吧及烤肉店"(Old Town Bar & Grill)，这个回答令我们好惊讶。我们在想他是不是知道他将要21岁，他希望尝尝他的第一口啤酒（在美国只有21岁以上的成年人才能在酒吧喝酒）。所以我们就在他21岁生日那天带他去了那里。他可能在我们经过城中区的某个时候看到了这家在转角处的餐厅。

从那以后，每年在他生日时，我们会让他选择一家餐厅来庆祝。几年来，他曾经选过许多不同的餐厅庆祝他的生日。在庆祝他40岁生日时，他选择了一家餐厅，在那里顾客可以吃无限量的各种披萨，而且吃完后还可以玩许多电子游戏。我们和思恩全家都一起去庆祝他的40岁生日。他度过了一个快乐及美好的晚上。

思谛出生时被迫带着一个很烂的包袱（低认知功能及非常有限的语言表达及运用技巧）来到这个世界，这不是他要的包袱。许多父母会因此放弃他本该拥有的生活质量。但是从很早开始，我们就相信他是被赐给我们家的，让我们可以爱他及帮助他学习提升所有的潜能。我们的目的就是帮助他能活得健康、快乐及对社会有贡献。

许多年来，有了许多富有爱心及慈悲心的教育者、专业人士、亲戚及朋友的支持与协助，我们可以说已经达到了我们的目标，思谛现在过得很健康、快乐并对社会有所贡献。

思谛依赖他的手表进行每天的常规生活，所以他必须一直戴着手表。他不需要闹钟但他会查看时钟，知道何时要起床。我们在他的浴室里放一个大的数字钟。他知道他可以在里面待多久，何时他需要下楼吃早餐。

他能够自己去洗手间、洗澡、刷牙、梳头发及剃胡子。有时候我们必须检查他的胡子是否刮干净，假如没有，我们会让他看看，告诉他再刮一次。

每星期有 3 个早上思谛在图书馆上班。他必须在早上 6 点起床，坐 7 点以前的市公交车。所以那 3 天的早上他必须很快吃完早餐。他大都吃麦片加牛奶及水果。他也喜欢吃涂上花生酱或果酱的吐司。

当美玲和他一起走着去公交车站坐车时，他会每几分钟看一次表，或许他很着急担心赶不上公交车。所以美玲会握着他的左手，这样他就不会频繁地看表了。

美玲：从那时起，当我们走着去公交车站时，他会伸出左手要我依着他一起走。在冬天握着他的手一起走是个好主意，因为这样走在结冰的路上安全些，也温暖多了。

　　从工作的地方回家时，美玲和思谛会谈到如何准备午餐。通常是凉拌色拉及一碗有碎饼干的汤或方便面。

　　午餐之后，假如天气好，我们会在附近走走当运动。我们不会让思谛走在前面，因为他走得很快，我们跟不上，而且很快就看不见他。但是当我们走到家附近时，我们会给他家里大门的钥匙，让他走在前面，让他在我们之前进到屋子里。他会很高兴地走在前面，然后开门进到屋里。

　　接下来几个小时，他会花一些时间安静地在他的房间小睡一会儿，然后看电视节目或听音乐。到了下午4点钟他会准时到厨房，吃些水果或优格小点心。然后他会到靠近路边的信箱，为我们拿信。这本来是逸周每天的短程散步，走着去信箱拿信；但是现在思谛已经剥夺了他父亲喜欢的运动。

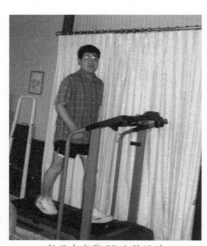

每天在家做 20 分钟运动

　　接下来，思谛会骑他的运动脚踏车约 20 分钟。他喜欢做这个例行的每日运动。

　　大约 5 点左右，他开始准备晚餐。他的工作是负责用电子锅煮饭或是用烤箱烤饼干。他喜欢拌、炒许多不同的菜，大部分是蔬菜与鱼或肉。他知道如何使用放在冰箱或餐柜里不同的调味料。思谛喜欢与我们一起去杂货商店，有时他会拿些不在我们采购单上的东西，尤其是跟吃有关的东西，像各种调味料，或许他曾经在电视上看到及他想要试试一些不同的东西。

晚餐后，思谛会帮忙清洁餐桌及操作洗碗机。不过当他在厨房做事时，他仍需一些监督。

然后，他会放松一段时间，去看电视、听音乐。在晚上，他会在家庭房听 CD 及录音带音乐。我们家里有 3 个房间，有不同的音乐 CD，他可以每天在不同时间去不同的房间听不同的音乐。

在他洗完夜澡后，就是他洗衣服的时间。在等待洗衣机洗完衣服及烘干机烘干衣服时，他会再听音乐。

通常，他很会折叠洗好的衣服，并放入正确的抽屉及衣柜，但偶尔他还是会放错地方。

每天在睡觉前，思谛会用家庭血压计量他的血压及脉搏速度，然后在一个我们为他准备的特别本子上写下数据。因为他规律的检测及记录，他的医生就能够看本子里的记录来调整他的药量；假如这本子的记录显示他的血压高了一些，我们也会去调整他的饮食。

另外，每天晚上，他总是会提醒我们吃药。许多次，我们忙到忘记吃自己的药，感谢他，我们才不会忘记。

思谛在高中上融合教育课程时，最初在独立学习时间（一小时），他的专门助理老师试图找出前一天他做了什么事情，但是思谛没有办法告诉她。所以她就开始帮思谛学写日记，写下每天所做的事情。到今天，思谛继续写日记。在上床睡觉前，他会写下今天所做的事，去了哪里和吃了些什么东西。当他写日记时，实际上也在训练他的写作技巧。

他知道如果第二天他必须去上班，他会提早上床睡觉。否则他会待得晚一些，看一会儿电视。

他已经学会准备好隔天要穿的衣服，清洁他的眼镜及在上床前摘下它，然后在上床前做个简短的祷告。

很久以来，思谛已经可以很一致地保持他每天的规律日程。

星期五是他的清洁日。他的责任包括给屋子里所有的花草浇水，用吸尘器清扫房子、更换床单以及洗衣服。

星期六则依据我们的需要，他跟我们去附近的杂货店或购物商场买东西。

星期天我们去教会做礼拜，然后在家里好好休息。

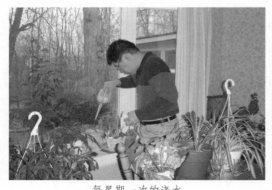

每星期一次的浇水

每周的某一天他还有必须要做的事，首先我们在月历上写下他每天的活动时间表。他很快就可以记下来，不过他还是喜欢一次又一次地去看。如果时间表上写的活动被取消了，例如，每星期一晚上的"共同音韵"团体手敲钟练习在月历上被打个 × 号时，他会来问我们："没有共同音韵？"

在开学期间，地方学校会开放一些教室让学区的居民办活动。每周一晚上，他会去参加"共同音韵"团体（他的音乐团体）的手敲钟练习。他真的很享受和这些有特殊需要的成人音乐团体一起玩音乐。他知道周一晚上他必须提早吃晚饭，好来得及参加这个练习。他也知道练习后回到家会晚一些，那天晚上他就没办法洗衣服。取而代之的是隔天他下班后再洗衣服。

一年内有几次，这个团体会被邀请参加一些聚会或会议表演。看到思谛很享受玩他的音乐，这让我们很开心。

思谛参加的另一个团体是"友谊团契"。这个团体在开学期间每隔一周的星期四晚上会在我们的教会聚会。住在附近的一些家有残障的成人也会来参加。聚会的内容包括唱歌、听圣经故事、个别课程、手工艺课程、吃点心及做一些有意思的活动。思谛虽然没有能力与人沟通或交朋友，但是只要与这个团体在一起，他总是有段快乐的时光。

在星期天的早上，思谛会和我们一起去教会做礼拜。他与其他到教会做礼拜的人一样能全程坐着。他喜欢唱圣歌那一部分，但也许他觉得没有像参加友谊团体的活动那么好玩儿。

在夏天那几个月，思谛做了很多户外的工作。我们家的草坪不是很大，与隔壁邻居的界限也不是很明确。对思谛来说，割草时就很难分辨我们院子的范围。为了让他做事容易些，我们取得隔壁邻居的同意，让思谛也修剪与我们相邻的草地。其实，我们的邻居是一对很好的年轻人，但每天都很忙，所以他们非常感激思谛的帮忙，这真是一件双赢的事！

思谛其实很喜欢修剪草坪，即使草坪修剪得不是很完美，但是他总是很快乐地把这件事做完。从 13 岁到现在，一直都是他在修剪我们家的草坪。

当我们家后院子的木板阳台上有许多落叶及树枝时，他也喜欢去清扫干净。然后把那些落叶及树枝放进垃圾桶。在清洁日（星期三）早上垃圾车来收垃圾之前，他会把垃圾桶推到路边，以便垃圾车把垃圾收走。

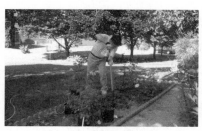

春天种玫瑰

当我们在花园里忙的时候，他会站在附近，以便我们有需要帮忙时，他可以帮我们提一些土，或是帮忙挖土，只要他知道需要挖多大及多深。有时我们会叫他上屋顶去帮忙清理排水沟。他从来不会拒绝，而且也总是很快乐地帮着我们。

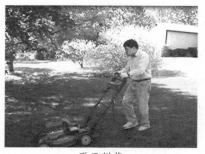

夏天割草

许多年来,在冬天的时候,铲雪一直是他喜欢的工作。当雪下得不是很多时,他会用一般雪铲去清理车道。当雪下得很多而且有不少的积雪时,他还学会用铲雪机做这个工作。他需要经过许多次的练习,但

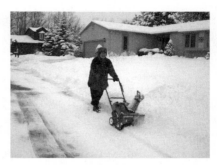

冬天为邻居除雪

是现在他已经很熟练地操作铲雪机。不过,有时候他仍需要一些监督,才能把铲雪的工作做得让我们满意。

他也不介意帮邻居铲雪,再说,忙碌的邻居们总是很感激他,当他们下班回到家时,他们的车道总是被弄得干干净净。他们都不需要做任何铲雪的苦差事。

有了思谛的帮忙,确实给我们和邻居们带来了更便利的生活。

思谛 12 岁时,我们开始教他一些烹饪技能。他喜欢包水饺,从无到有,只用一些面粉和水就可以包出水饺。经过多次练习,饺子皮从擀得很厚到现在已经厚薄适中了。

他在高中上融合课程时,他上了一些烹饪课并学会做各种饼干、用烤箱、烤盘装或锅装的各种食物,以及烤一些不同的馅饼。

任何时候当我们告诉他,我们要做某一道菜时,他会把食谱拿出来,翻到做这道菜的页面上。

他一直都是很兴奋及很快乐地在厨房帮忙。每当我们必须为

派对或聚会准备一些菜时，他会更兴奋。他知道他会忙着做他最喜欢做的事情了。

多年来，我们收集了许多本烹饪书籍，很多是来自一些知道他喜欢烹饪与烘烤的朋友所送的礼物。有时他会看着食谱，即便我们并没计划要做任何特别的烹调。看有关食物及烹饪的电视节目及书籍已经变成他的一种娱乐活动。

当思谛还很小的时候，我们不知道他有孤独症。对待他就像其他正常的孩子。我们希望他能吃放在他盘子里的所有食物。他都是非常顺从的。所以到今天，他不挑食，也很喜欢尝试新的、不同的食物。他喜欢去不同的餐馆吃及享受不同种类的食物。

我们去了城里许多家不同的餐厅，去看看其他族群的食物是什么样子。当我们和思谛一起旅游时，我们也会去尝试吃一些新的食物。大部分时间，他仍然不知道如何在餐厅点菜。他没有能力去全部了解餐厅的菜单，通常他只会顺着鸡、牛肉或鱼点菜。我们经常会尝试给他多一点儿信息来帮助他做最后的决定。但在熟悉的地方，他可以用简单的词语告诉我们他要吃什么菜。

不管盘子里是什么菜，他都会很愉快地把它吃完。他从不抱怨任何人的烹饪。我们确认所有的厨师们一定都会很喜欢像思谛这样的顾客。

经过许多年，当我们在外用餐时，他已经学会要有很好的用餐规矩。对他来说，我们在用餐后与朋友继续聊天，而要他耐心地坐在那里陪我们，实在是有点儿困难。不过，我们知道他已经尽他所能地做到耐心的极限了，我们很感激他给了我们一些社交时间。

当思谛在国中特殊教育班时，他的老师给学生上一些手工艺课程。她教思谛如何用钩针和粗线去绣一些图案。在那个时候，美玲正在家学习做一些十字绣。对思谛来说，去了解十字绣的概念是很困难的。最后他学习用钩针刺绣一些图案。这个手艺用比较粗大的纱线，也比较容易跟随图案去刺绣。思谛对用钩针去钩粗纱线的方式比较有把握。我们买了一个特别的桌子，让他可以边看电视边做这些手工。我们只让他每天做几行，不然他会一做就好几个钟头，想赶快把它完成。经过几年的练习，思谛能钩出许多花样，我们可以一起在家做这些事，我们做好了，也将其中一些当作礼物送人。

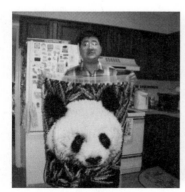 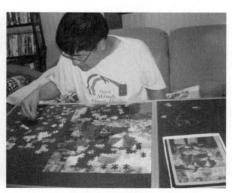

钩针刺绣完成的一些图案　　　　　　拼 1000 片的拼图

思谛的另一个嗜好是拼图。他拼接图片时，不是先仔细看盒子外面的图片来找他要的图片。看着他在拼接这些图片时，我们见识到他有自己的一套去弄清楚如何把图片拼起来的方法。

首先，他会找到所有拼图边缘的图片，然后把它们放好，再去找一些特别形状的图片来一片一片地去填满整个拼图。若让他自由地去做拼图，他可以坐很长一段时间。到目前为止，他可以毫无困难地完成 1000 片的拼图。

他从我们的朋友那里收到许多盒拼图，我们把一部分已做好的拼图裱框起来并挂在屋内的许多墙壁上。

音乐是思谛一辈子最主要的兴趣与娱乐。在他还小的时候，他的学前老师就用一种转盘电唱机，让他听很多音乐。他必须戴着耳机，以免吵到其他学生。

有时候，他喜欢一遍又一遍听同一首歌，于是他会重复地把指针放在同一点上播放。到今天，大部分时间他还是喜欢重复地听同一首歌曲。

他的语言及发音还是很不好，可是他喜欢边听歌边哼唱。假如允许的话，他能坐着听音乐好几个小时。当他在听音乐时，我们根本不需担心他会给我们带来任何行为问题。

当他 16 岁时，有专家给我们介绍了一位很棒的音乐治疗师。在那时，我们对音乐治疗了解不多。思谛开始到她的工作室接受一些课程，她教他如何随着音乐节拍跟唱，逐渐地思谛已学会阅读一些简单的音符。她甚至于设法教思谛弹奏自鸣筝及弹电子琴。最后他也学会边唱边弹乐器。这也成为他最喜欢的休闲活动之一。

思谛喜欢的电视节目之一是公共电视台 (PBS) 的罗伦斯韦克节目。到现在，每个周末他还在观看回放。当他们来镇上或是在临近的城市表演时，有几次我们还带思谛去看他们的表演。我们也买了好多他们的 CD，这样他可以在家或是在旅行时听他喜欢的音乐。

每周三思谛不用去上班，于是我们尝试只要有空就带他去打保龄球。他的分数不是很稳定，可以从 75 分到 135 分。他并不在乎得了多少分，他只是喜欢这种游戏和定期去打球。

当思谛的弟弟在高中且还住在家里时，他想打乒乓球。他需要有人和他一起打，但我们都说很忙，于是他决定教思谛如何打乒乓球。

我们没想到思谛不仅学会打乒乓球，而且他打得像一台乒乓球机器，他能很稳定地把球打回去，你可以把他当成一台练习打乒乓球的机器。

我们想他从来就没有

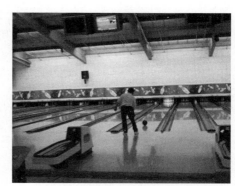

每星期三上午去打保龄球

很好的眼神接触，可是在这里他必须专注地看着球才不会漏掉。

他也学会如何投篮球，但是他不懂游戏规则，他投篮球只是为了好玩儿，也为了做运动。

另一个他喜欢的运动是在夏天去游泳池游泳。我们去旅行时，我们会选择有游泳池或热水浴池的旅馆，这样思谛可以享受放松的时间。

目前，我们想思谛的生命是相当充实而且舒适的。他虽然还是一位不多说话的人，但是可以确定的是，他是一位非常忙碌、满足及快乐的人。

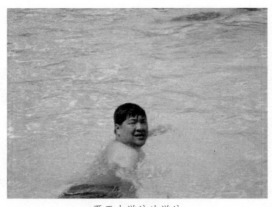

夏天去游泳池游泳

结 语
进入深邃且无人探测的水中

耶和华说，我知道我向你们所怀的意念，是赐平安的意念，不是降灾祸的意念，要叫你们末后有指望。

杰里迈亚书 第二十九章 第十一节

我的弟兄们，你们落在百般试炼中，都要以为大喜乐。因为知道你们的信心经过试验，就生忍耐。但忍耐也当成功，使你们成全完备，毫无缺欠。你们中间若有缺少智慧的，应当求那厚赐予众人，也不斥责人的神，主就必赐给他。

雅各布书 第一章 二至五节

弟兄们，你们要把那先前奉主名说话的众先知，当作能受苦，能忍耐的榜样。那先前忍耐的人，我们称他们是有福的。你们听见过约伯的忍耐，也知道主给他的结局，明显主是满心怜悯，大有慈悲。

雅各布书 第五章 十至十一节

　　思谛教会我们的是在照顾神的孩子的时候，最重要的事情是要确定他们是被爱的，而且很快乐。他们在世俗世界的成就的确不重要。思谛一直是一位温和而有慈爱的人。对我们来说，他一直带给我们许多的欢乐，我们很高兴和他一起生活了这么久。但是现实是有一天我们会不在他身边，也无法再提供他生活的种种需要。那时谁能好好照顾他呢？

　　偶尔，我们会想到让思谛去住到一个团体家庭，但是我们经常担心，假如让思谛去住在一个集体之家，他的需求可能会被妥协。我们的印象是团体家庭中工作人员的替换率很高，工作人员的训练常常是不足的。我们也怀疑在团体家庭的工作人员，是否能提供和我们一样的爱及关注给思谛？他可能会无法再有长久以来的快乐。

　　在我们尽量帮思谛把生活变得更舒适、更快乐时，我们也常问自己一个问题"哪里有一个安全、舒适的家给思谛？"假如我们不在有任何悲剧发生前做好一个计划，对他来说是不公平的。我们不断向神祷告，祈求他的带领。

　　在1998年的11月5日，逸周在上班时突然心脏病发作。他很快被送到在同一栋大厦里的急诊室。他的心脏病发作时间很短，而且对心脏的损伤很轻微，但是，接下来的心血管检查发现在心脏病发作恢复后，他要尽快做心脏搭桥手术。我们得知搭桥手术中有2%的失败率。这个概率逼迫我们问自己"如果我们意外地死了，那么思谛会怎么样呢"？

逸周在 1998 年感恩节前一天（11 月 23 日）做了搭桥手术。手术很成功，他在 4 天后就出院了。之后他用了 6 个星期来恢复体力。当在家休养时，他的心情相当不错，我们有好多时间谈我们的过去，以及计划将来的一些事情。我们决定写一本有关我们和思谛这 25 年来的心路历程。可是我们又等了 15 年最后才完成。

这 15 年来我们的生活有了许多改变。我们在与思谛一起生活中学到更多。我们也有更多很美好的有关思谛的故事。我们尝试尽可能用简单、直接的方式把这些故事写下来。当我们在写这些故事的时候，思路很容易就出来，我们可以更清晰地看到思谛是如何在耶稣的引领下过他每一天的生活。我们祈祷也希望许多人可以读到这本书并从中获益。

我们决定尽可能长久地与思谛住在一起。但是我们也开始考虑未来没有我们陪伴时思谛的居住处。思谛的弟弟思恩（他是一位心脏科医生）及他的太太克拉拉 (Clara) 都答应：当那一天来临时，他们会照顾他。但是我们觉得让思谛和他们住在一起，这对他们来说并不公平。我们也觉得去要求思恩一家来承担照顾思谛的重担是不公平的。

我们已经设立好提供照顾思谛所需要的基金，但我们必须要找到一家当地的专业机构，它会承诺提供周密的员工训练及督导，能长期提供高质量的住宿照顾，而且也愿意照顾思谛。我们仍继续祷告及给思谛寻找这样的地方。

我们已经说了这 40 年来和思谛一起生活的心路历程。我们很满意，也很感谢你和我们共同走过了这个旅程，因为阅读了这本书。我们希望你会受这本书启发。假如你的孩子或是学生也和我们的儿子思谛一样来到这个世界，被强迫背负一个心不甘情不愿的包袱（例如，局限的认知及沟通能力），我们希望在你陪伴孩子成长的旅程中能看到隧道尽头的曙光。

事实上，你们的旅程就如同其他家庭一样，充满着起起伏伏、许多的惊喜及失望、欢笑甚至乏味等。你们家庭的旅程收获的经验，建立在你们已经采取的或是应该采取的态度上。

从一开始我们都不得不走这条人生旅途，即使我们从来都没有完全同意去走它。

不过我们倒是有一个可以做的选择，是在旅程中选择快乐及满足，或是不快乐并在旅程中不断抱怨。

每个人都该知道人生不全是公平的，但有一个部分却一直是公平的——那就是无论我们有什么成就或是变成怎样的一个人，有一天我们离开这个世界时，都会无法带走任何东西。"因为我们没有带什么到世上来，也不能带什么去"（提摩太前书第 6 章第 7 节）。每个人都会有完全一样的结局。这真的就是由我们自己来决定，不管什么样的人生旅程，我们都要去经历。

逸周：30 多年了，这是一个多么特殊的特权。我有机会与超过 3000 位和我的孩子思谛相似的孩子及他们的家长与老师们工作。我了解到这些像我的孩子思谛般的人都喜欢学习，也热心地提供许多服务。他们喜欢交朋友及参加许多社交及活动。他们喜欢旅游及看看这美丽的世界。他们大部分，像思谛一样，不太敏感于所谓"正常"人们的不友善或是有时卑鄙的举动。他们倾向于相信及允许其他人来告诉他们该如何做。

以一个儿童青少年精神科医生及专长于孤独症的教授超过 30 年的经验，我有许多在地方、全国或国际的演讲机会。只要有机会，我会尝试提醒人们，那些被称为有孤独症的个人只是刚好有部分与所谓"正常"的人不同。要与类似思谛的人们相处最好的方法是，接受他们像是来自外国的访客，他们不会说当地的语言，也不知道当地的文化，在没有选择余地下被送到我们的社区。但是他们可以学习，也乐意去学习，并会尽他们所能去适应。重要的是，我们需要知道如何当个亲切和蔼的主人。当我们把我们的部分做好时，我们可以期待一个双赢的结果。

至于那些希望把孤独症当成一种医疗疾病的人，我有一些想法要与大家分享。自从 1943 年利奥·凯纳医生 (Dr. Leo Kanner) 介绍"幼儿孤独症"这个名词给全世界后，数百万亿的研究经费已经花在研究"孤独症"这个课题上面。可是到今天，在孤独症这个领域的专家们仍在问 "什么是孤独症"？

对那些相信及尝试说服其他人也相信"孤独症是一种遗传疾病"的人，我要说我阅读了最近许多文献，发现超过 400 种可能、有关孤独症基因已被发表，而这个数字仍在持续增加中。不仅没有单一基因或是一组基因被清楚地鉴定与孤独症有关，许多被疑孤独症基因也同时出现于其他精神疾病中。许多孤独症基因的研究者作出结论，认为如果孤独症被考虑为一种临床疾患，它有许多不同的亚型及许多不同病因或原因。

　　重点是，如果人们只是在等待有一天会发现孤独症的病因及治愈它，假设这是可能发生的事，那也会是在许多年以后。但是时间过得很快，我们的孩子也长得很快。作为一个医疗专业者来说，我要严肃地劝告与其等待那一天的来临，不如聚焦来想有孤独症的人们就如外国访客，我们该做的是尽我们的所能，互相接纳，在这样生命的旅程中帮助他们，也互相帮忙，让彼此都有最后的好时光及最好的人生旅程。

专家见证及推荐

　　30多年来，蔡逸周教授有一个很不平凡的经历，那就是一直在帮助有孤独症谱系障碍的人及他们的家人。在孤独症领域中，他也是一位著名的非常亲切及最慷慨助人的专业人士。通过这本书，我们看到了蔡教授另一方面的为人。他和他的夫人蔡张美玲医生在过去多年来孜孜不倦地养育他们有残障的儿子思谛，使他尽可能有一个美好的人生。在这本书里，通过蔡教授及他的夫人，我们可以看到爱、信心、辛勤工作，以及奇妙的技能结合起来，给了思谛一个满足、享受、丰富的人生。思谛的孤独症是比较严重低功能的一种，与那些有高功能孤独症谱系障碍的年轻人相比，这些有重度孤独症谱系障碍的年轻人平常很少会得到人们的关注。而这本书很特别的一点是，它告诉读者一些关于有重度孤独症谱系障碍年轻人的一些正向可能性及结果。那些对有重度孤独症谱系障碍比较感兴趣的读者看完这本书之后，会像我一样，得到希望、启示，以及数不尽的方法去帮助那些年轻人过一个超过任何人想象的、有意义的人生。

加里·麦西博夫（Gary B. Mesibov, PhD）

美国北卡罗来纳大学荣誉教授

　　蔡逸周教授和他的夫人蔡张美玲医生写了一个很感人的故事，关于他们对儿子思谛的爱心及专心，以及如何带领他们全家走过难以置信的 40 年的孤独症旅程。他们是基于自己的常识，以及尊重儿子的立场上做决策和追随那些治疗方案，终于使思谛有了一个令人满意的人生。他们用的各种策略可以给许多家庭提供一盏带路灯。

凯西·派瑞特（Dr. Cathy Pratt, BCBA-D）
美国印第安纳州孤独症资源中心主任

现今，市面上有关孤独症谱系障碍的新书很多，但从未有过孤独症谱系障碍发病率增高的报道，这就给了许多人写书的动机。不过，已经很难能找到一本全新独特及充满灵感的有关孤独症谱系障碍的新书。《养育星儿四十年》就是这样一本书。蔡逸周教授和他的夫人蔡张美玲医生描述了他们用爱心去养育思谛及专注于正向的各种方法，真的是令人鼓舞及充满见识。专业人士、父母亲及其他人一定会发现这本非常感人的书，而且特别能帮助我们更好地接纳及更多支持患有孤独症的人。

理查德·辛普森（Dr. Richard L. Simpson）
美国堪萨斯大学特殊教育系教授

《养育星儿四十年》是一本很稀有且很美好的书。蔡张美玲医生和蔡逸周教授很慷慨地分享了他们养育思谛的人生经验。他们所描述的各种顾虑、欣喜、失望及满足，非常令人鼓舞及充满灵感。最重要的是这本书带来清晰的信息，那就是家庭及信仰是使思谛成功的主要因素。通过这本美好的书，蔡张美玲医生和蔡逸周教授成功地传达了一个有潜能与能力的信息，那就是许多家庭可以看到他们的人生旅程，其实是一个机会去学习、成长及爱他们的孩子。这本书是写给许多养育及照顾孤独症儿童及成人的家庭、教育工作人员，以及其他专业人员的。这本书也是写给那些小区里也住着有孤独症患者的一般人，因为这本书也照亮了所有在同一小区里的居民的各种品性、力量及天赋。

戴安·萨格（Dianne Zager, PhD） 麦可·寇夫勒（Michael C. Koffler）
美国佩斯大学孤独症教授

蔡张美玲医生和蔡逸周教授从养育他们的儿子思谛40年的经验里精选出许多感人的故事，告诉读者他们是如何面对许多没有想到的意外及重大挑战的，以及如何让思谛有一个圆满的人生。虽然他的能力是相当有限的。这本书一定会提醒家长们和专业人员去考虑：他们根据自己孩子的情况，可以应用蔡家的仔细观察的技术，把工作先分解成小步骤去教、去做，经过多次尝试及失败到学会，以及和别人合作来养育他们的孩子。蔡张美玲医生和蔡逸周教授很坦率地描述他们每天面对的各种困难，尽管有许多不可避免的沮丧，但他们一直保持高度的期望及希望。他们的故事是以他们虔诚的基督徒信仰开始的。这本书是按着各种主题而写的，在每一章的开头，引用了一些有关的圣经语句。有些家长问"为什么我必须担当这些？"以及"为什么我的孩子必须担这些重负？"从蔡家的方法及他们对基督的信仰，相信很多家长一定会从这本书中得到鼓励。

伊莉萨白·莱斯（Elizabeth Dunkinan Riesz, PhD）
家长及教育家

许多年前，蔡逸周教授及蔡张美玲医生告诉一群爱荷华州孤独症协会的家长，他们的儿子思谛最近被诊断有孤独症。他们夫妇知道从其他家长那里得到支持及帮助的重要性，很快就加入了协会，并且对这个才成立不久的协会做了很大的贡献。他们和协会的联系从来就没有中断过。他们通过对协会年会做演讲及担任孤独症领域的领导者，使爱荷华州的许多家庭及他们的孩子受益。他们也在爱荷华州孤独症协会建立蔡思谛优秀教育人员奖，来表达他们对那些曾经给孤独症学生有正向影响的优秀老师们的感激，因为思谛被诊断有孤独症之后，有 8 年在爱荷华州接受特殊教育，有许多非常优秀的老师给他打下了非常好的基础。蔡家相信现在思谛之所以能有一个圆满的人生，是因为一路上有许多好心人在帮他，所以他们的新书一定会给许多家庭带来非常有价值的帮助，就像那些曾经积极地影响一位孤独症人士的一生的人。

美国爱荷华州孤独症协会（The Autism Society of Iowa）

图书在版编目（CIP）数据

养育星儿四十年：一个孤独症家庭的心路历程/（美）蔡逸周，（美）蔡张美玲著；李慧玟译. —北京：华夏出版社，2016.3（2017.6重印）

ISBN 978-7-5080-8762-7

Ⅰ.①养…　Ⅱ.①蔡…　②蔡…　③李…　Ⅲ.①孤独症－康复训练　Ⅳ.①R749.940.9

中国版本图书馆 CIP 数据核字（2016）第 046242 号

养育星儿四十年：一个孤独症家庭的心路历程

作　　者	［美］蔡逸周　　［美］蔡张美玲	
译　　者	李慧玟	
责任编辑	刘　娟　　苑全玲	
出版发行	华夏出版社	
经　　销	新华书店	
印　　装	三河市少明印务有限公司	
版　　次	2016 年 3 月北京第 1 版 2017 年 6 月北京第 2 次印刷	
开　　本	880×1230　　1/32 开	
印　　张	6.5	
字　　数	128 千字	
定　　价	36.00 元	

华夏出版社　　地址：北京市东直门外香河园北里 4 号　　邮编：100028
网址：www.hxph.com.cn　　　电话：（010）64663331（转）
若发现本版图书有印装质量问题，请与我社营销中心联系调换。